MÉLANGES

DE

MÉDECINE

Dʀ J. CORNILLON

MÉDECIN INSPECTEUR ADJOINT DES EAUX DE VICHY

MÉLANGES

DE

MÉDECINE

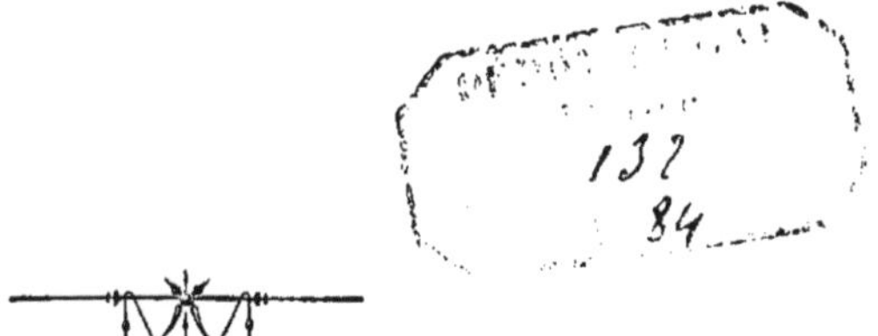

VICHY

C. BOUGAREL, IMPRIMEUR-ÉDITEUR

Rue Sornin

1884

CHAPITRE Ier

CARACTÈRES GÉNÉRAUX

DES

LOCALISATIONS DOULOUREUSES

DANS LES

COLIQUES HÉPATIQUE ET NÉPHRÉTIQUE

Dans les sciences exactes, la précision peut être absolue, rigoureuse. En médecine, au contraire, les prémisses peuvent être vraies et les conclusions fausses ; dans la localisation d'une lésion, dans l'interprétation d'un signe physique, il y a souvent autant de divergences que d'avis exprimés. Notre étude sur les caractères généraux des points douloureux dans les coliques hépatique et néphrétique, sur leur position, leur fixité, n'échappera pas à cette règle. D'autant plus que la migration des calculs biliaires et rénaux, s'opère parfois sans souffrances nettement caractérisées. Il est vrai que cette particularité s'observe surtout, lorsque les corps étrangers sont de petit volume, qu'ils sont réduits à l'état de poussière, ou bien encore quand leur configuration répond parfaitement au calibre du conduit dans lequel ils cheminent, qu'ils ne présentent aucune aspérité capable d'entamer la muqueuse sur laquelle ils glissent. Dans tous les autres cas, qui sont de beaucoup les plus nombreux, la douleur est localisable.

Bien qu'il soit ordinairement possible de déterminer exactement la situation d'un point douloureux, d'indiquer un maximum, un peu d'habitude suffisant pour ce genre d'opération, on ne peut pas toujours affirmer si cette douleur est constante ou accidentelle, si elle est directe ou d'ordre réflexe, enfin, on ne peut pas toujours établir sa valeur séméiologique. Malgré ces desiderata, nous allons essayer de tracer une description de ces points douloureux, en tenant compte des anomalies qui sont fréquentes, aussi bien dans la colique hépatique que dans la colique néphré-tique.

I. Des localisations douloureuses dans la colique hépatique.

1° *Point cystique.* — Anatomiquement, il correspond à l'endroit où le cholélithe quitte la vésicule biliaire pour franchir le conduit cystique et s'engager dans le canal cholédoque. A mesure que le calcul se rapproche du duo-dénum, de l'ampoule de Vater, ce point douloureux s'étend et finit bientôt par se confondre avec l'épigastrique.

A peu près constant, il manque cependant dans des accès francs de colique hépatique avec ictère et issue de graviers biliaires, ou bien il est si peu intense qu'il passe inaperçu et pour le malade et pour le médecin. Il est fort difficile de déterminer les sensations auxquelles il donne lieu, tant les formes en sont variées. Tantôt il est aigu, déchirant, arrache des cris et des larmes ; tantôt il est comparable à un corps pesant qui comprimerait l'hypochondre droit. Son intensité ne dépend ni de la longueur ni de la brièveté de l'accès. Je l'ai vu très aigu dans des crises fort courtes et peu violent dans des crises de longue durée ; dans d'autres cas, j'ai remarqué que l'expulsion de gros calculs biliaires déterminait des douleurs cystiques supportables, tandis que de petites concrétions occasionnaient des souffrances horribles. C'est affaire d'idiosyncrasie.

Le point cystique est direct, sa position au début est à peu près fixe. Lorsque j'ai pu le rechercher, j'ai vu qu'il correspondait, le plus souvent au bord inférieur du grand lobe du foie, en bas et à droite de l'appendice xiphoïde, à dix centimètres environ de la pointe de cet os. C'est en glissant la pulpe de l'index entre le rebord des cartilages costaux du côté droit, et la paroi abdominale antérieure, qu'on parvient à le déterminer le plus exactement. Dans certains cas, le point cystique est déplacé : il se trouve dans le 7me ou le 8mo espace intercostal droit, sur le trajet d'une ligne qui, partant du mamelon droit, suivrait une direction parallèle à la division médiane du corps. Enfin, dans quelques circonstances, il est un peu en dehors de cette ligne, quatre ou cinq centimètres au plus.

Ce point douloureux, même quand il est léger, s'accompagne toujours de gêne dans les fonctions respiratoires : le malade étouffe. Cette dyspnée, qui pourrait faire croire à une complication inopinée du côté de la plèvre ou du poumon, à des troubles cardiaques, n'a rien que de très naturel. La physiologie nous l'explique. Lorsque le diaphragme se contracte dans l'inspiration, le foie s'abaisse légèrement, pour remonter au moment de l'expiration. Les mouvements d'ascension et de descente de cet organe exagèrent nécessairement la douleur cystique ; instinctivement alors, le malade s'abstient de respirer. Voilà tout le secret de cette dyspnée.

Le point cystique annonce l'apparition prochaine d'une colique hépatique, parfois vingt-quatre heures avant le début des autres accidents. C'est donc un signe d'une certaine valeur. Ne disparaissant pas toujours avec la fin de l'accès, sa persistance pendant plusieurs jours et même quelques semaines, indique soit le retour des coliques à bref délai, soit l'existence d'une cholécystite. Ces indications sont précieuses tant pour le pronostic, que pour le traitement de l'affection principale.

Signalé pour la première fois par Flemming, ce point

douloureux n'est pas admis par tous les auteurs et notamment par M. Charcot. C'est à tort, à mon avis.

2o *Point épigastrique*. — Jamais il ne fait défaut ; si bien que les auteurs qui se sont occupés à un titre quelconque de la lithiase biliaire le décrivent tous. Pemberton, M. Sénac (de Vichy) en parlent dans leurs écrits. De nature purement réflexe, il apparaît dès le début des accidents morbides, et, quoique l'estomac ne soit frappé que par contre coup, c'est lui qui se fait le plus vivement sentir et attire le plus l'attention du médecin. Il consiste tantôt en un sentiment de dilatation et de resserrement du ventricule, en une crampe, tantôt en une barre qui s'étend depuis le rebord des fausses côtes gauches jusqu'à celui des côtes du côté opposé, divisant ainsi l'estomac en deux fractions égales. Parfois, cette barre suit une direction diamétralement opposée ; elle part de l'appendice xiphoïde et se rend à l'anneau ombilical. Ici, c'est un poids qui comprime la région épigastrique ; là, c'est une sensation de brûlure, de tiraillement au niveau de l'estomac.

Ces variétés de douleur, si dissemblables en apparence, ont cependant un point commun, c'est que leur maximum se trouve assez exactement situé sur la ligne médiane du corps, et à un ou deux travers de doigt au dessous de l'appendice xiphoïde. Le point épigastrique s'accentue à mesure que la crise augmente, si bien, qu'au moment de son paroxysme, il occupe toute la région de l'estomac et semble se confondre avec le point cystique. Jusqu'alors, la pression de l'épigastre était possible, mais à ce moment, de l'épigastralgie survient et la palpation même n'est plus praticable sans faire pousser des cris aigus aux malades. Les malheureux ne peuvent pas supporter le moindre attouchement à cet endroit, ils rejettent au loin leur couverture et évitent même le contact de leur chemise ; s'ils sont au lit, ils prennent la position la plus commode pour alléger leurs souffrances : cette position est essentiellement variable suivant les cas. Quand ils font un mouvement, ils l'exécutent tout d'une pièce. S'ils sont levés, ils se courbent en avant, la main au devant de leur épigastre, comme pour le soutenir et le protéger contre les objets extérieurs. D'autres, au contraire, éprouvent du soulagement en comprimant l'estomac avec le poing, ou en appliquant des corps chauds sur l'endroit douloureux.

Au moment où apparaît la cardialgie, des nausées surviennent avec émission de gaz fétides, et, bientôt après, aux envies de vomir, succèdent ordinairement les vomissements. Au début, ils ont lieu sans efforts : les malades rejettent leurs aliments sans éprouver de bien grandes souffrances.— Quelques-uns même, se figurant qu'ils ont une indigestion (ce qui arrive souvent lorsqu'on a affaire à des gens qui sont pris pour la première fois d'accidents semblables) se mettent les doigts dans l'arrière gorge, ou avalent de l'eau tiède pour aider le vomissement.

Une fois le ventricule vidé, il y a un léger soulagement, mais il est de courte durée, car les vomissements recommencent bientôt. — Ils ne s'exécutent plus comme précédemment sans douleur, ni sans fatigue ; souvent, en effet, ils s'accompagnent d'angoisses, de lipothymies et même de syncope. Les matières rejetées sont bilieuses, mélangées à des mucosités glaireuses et à des débris d'aliments qui avaient résisté aux précédentes évacuations.

Aussitôt que la crise diminue d'intensité, la violence du point épigastrique est moins grande, et souvent même il cesse avec la fin de l'accès, à moins qu'une péritonite localisée ou générale ne soit intervenue. Cependant, il existe des cas nombreux où, malgré la cessation de la colique hépatique, et sans qu'une phlegmasie quelconque se soit déclarée, la cardialgie se renouvelle pendant plusieurs jours, dès que le malade prend un peu de nourriture ; cette persistance ne peut s'expliquer que par la continuation de l'action réflexe qui s'est produite sur l'estomac.

3° *Point dorsal.*— Son existence a été signalée pour la

première fois par M. Vidal, dans une communication à la société de Biologie ; il l'appelle point de correspondance, et le place sur l'apophyse épineuse de la quatrième vertèbre dorsale.

A maintes reprises, il m'a été permis de constater le point douloureux dorsal ; généralement, je l'ai trouvé compris entre l'apophyse épineuse de la septième vertèbre dorsale et celle de la dixième. — Très-exceptionnellement il était plus haut ou plus bas. Il correspond exactement au point épigastrique, de telle sorte que, si on introduisait une aiguille par ce dernier, en lui faisant suivre une direction horizontale, l'apophyse épineuse par où elle sortirait, se trouverait être le maximum du point douloureux dorsal.

C'est au début même de la colique hépatique qu'il apparait avec la cardialgie et les troubles gastriques, et il ne cesse qu'avec la fin des principaux accidents lithiasiques. — Il fait rarement défaut ; même dans les cas les plus légers ; il acquiert parfois une intensité telle, que les malades sont obligés de se courber en avant pour en amoindrir la violence. — La douleur est spontanée comme pour les points cystique et épigastrique, mais elle s'exagère par la pression ; et, lorsqu'on appuie sur l'apophyse épineuse, elle se fait sentir vive, térébrante, avec accompagnement de cris et de propulsion du corps en avant.

Le point douloureux dorsal ne doit pas être confondu avec la courbature générale qui suit la colique hépatique : il tient au système osseux et non aux muscles. Un peu d'attention suffira toujours pour éviter la méprise.

4° *Point scapulaire*. — Il est loin d'être aussi constant que les précédents ; en effet, on ne le rencontre guère que dans le cinquième des cas environ. C'est à Budd que revient l'honneur de sa découverte. Généralemeut, c'est à l'angle inférieur de l'omoplate que la souffrance se fait le plus vivement sentir. Parfois aussi, elle est localisée sur l'acromion ou sur l'épine de l'omoplate, de telle sorte que

son siége n'est pas absolument fixe, constant. Ce point douloureux est très-pénible; il s'exagère par la pression exercée sur les surfaces osseuses, et par le mouvement de
l'épaule. Il s'accompagne quelquefois de troubles bizarres,
qui sont des fourmillements dans les extrémités des doigts
de la main droite, de la sensibilité dans les os du coude, et
notamment dans l'épitrochlée. — Ces derniers phénomènes
peuvent toutefois se manifester en son absence.

Le point scapulaire est un indice d'une affection hépatique ; aussi, quand il existe, il a une grande valeur séméiologique. Il permet, en effet, d'établir un diagnostic rigoureux et précis, dans tous les cas où on hésite entre la
lithiase biliaire et la lithiase rénale.

5° *Point douloureux de l'hypochondre gauche.* — De
tous ceux que nous venons de signaler, il est de beaucoup
le plus rare.— Nié par M. Sénac, il est admis par MM. Durand-Fardel et Willemin, qui en ont observé un certain
nombre d'exemples. Il se trouve situé un peu au-dessous
du rebord des fausses côtes gauches, en bas et en dehors
de l'appendice xiphoïde, à douze centimètres environ de
cet os.

Ce point douloureux provient-il d'une congestion du foie
ou de la rate ? M. Willemin rapporte un fait de souffrances
vives localisées à l'hypochondre gauche, et où le lobe moyen
du foie et la rate étaient engorgés. — Deux fois seulement,
j'ai constaté ce point douloureux, et, dans les deux cas, la
rate était congestionnée d'une manière appréciable ; j'ajou-
terai même que c'était à son niveau que se trouvait le maximum de la souffrance. — De telle sorte, que je suis à me
demander, si le point douloureux de l'hypochondre gauche
ne serait pas plutôt un point splénique qu'un point hépatique.

En acuité, il ne diffère en rien du point cystique ; comme
lui, il arrache des cris au malade ; comme lui, il envoie des
irradiations pénibles à l'épigastre. — Quand il existe,
l'attention du médecin doit être éveillée, car sa proximité

de la région rénale, et son extension dans le flanc gauche expose à commettre des erreurs de diagnostic fort préjudiciables. Elle sont même inévitables, si on ne parvient pas à saisir le corps du délit.

Nota. — Parfois, les localisations douloureuses de l'épigastre, du dos, des hypochondres sont remplacées par une ceinture qui enlace la base du thorax et l'étreint. Il est impossible alors d'établir un maximum quelconque.

II

Des localisations douloureuses dans la colique néphrétique

Toutes choses égales d'ailleurs, la migration des calculs rénaux est plus longue, plus pénible que celle des cholélithes. Il n'y a rien là qui puisse nous étonner, la distance à parcourir entre le col de la vésicule biliaire et l'ampoule de Vater étant moins étendue que celle qui est comprise entre le bassinet et le méat urinaire. Le passage de ces concrétions à travers les conduits urinifères ne donne pas toujours lieu à des accidents bien sérieux. On voit, en effet, des gens qui urinent des fragments de graviers sans trop de souffrances ; mais, le plus souvent cette émission est précédée de coliques caractéristiques, avec des points douloureux ayant un siége déterminé, se déplaçant en partie à mesure que le gravier chemine, se différenciant en cela des points douloureux de la colique hépatique qui se développent tous en même temps, et conservent leur position fixe pendant presque toute la durée de la crise.

1º *Point lombaire.* — Il est constant et correspond exactement à l'organe malade. — Rarement, au début, la douleur occupe toute la région lombaire ; elle siège habituellement sur un de ses côtés. Et, lorsqu'on recherche le maximum de la souffrance avec un peu d'attention, on le trouve généralement un peu en dehors des apophyses épineuses des deuxième et troisième vertèbres lombaires. Les irradiations que ce point envoie vers le flanc correspondant, les seules qu'on lui connaisse du reste, font qu'au moment du paroxysme de la colique néphrétique, il se confond entièrement avec le point rénal dont nous allons parler tout à l'heure.

La douleur a un caractère sourd, pongitif ; une pression énergique exercée sur les muscles de la masse sacro-lombaire avoisinant les apophyses épineuses des trois premières vertèbres lombaires, l'exagère toujours, tandis que le pincement de la peau est absolument indolent. — Dans d'autres cas, le malade perçoit des battements profonds qui semblent indiquer que le corps étranger tend à quitter le bassinet pour s'engager dans l'uretère. Quelle que soit la forme de douleur que révète le point lombaire, jamais les mouvements du corps ne peuvent s'effectuer sans occasionner des cris, des gémissements.

Ce point douloureux persiste pendant toute la durée de la colique néphrétique, mais en diminuant d'intensité, à mesure que le gravier se rapproche du méat urinaire. Néanmoins, il est encore très appréciable lorsque l'accès est entièrement passé, si bien que, de longtemps, les malades ne peuvent monter à cheval ni aller en voiture mal suspendue, sans s'exposer à en augmenter l'acuité. Quoiqu'il ait une valeur séméiologique indéniable, il n'est point un signe pathognomonique de la lithiase rénale, car on l'observe chez les gens atteints de néphrite albumineuse.

2o *Point rénal.* — Il correspond, comme le précédent, directement à la lésion, et comme lui il est constant. Son siège habituel est le flanc gauche ; quelquefois il se trouve à droite, très exceptionnellement il occupe les deux côtés à la fois.

Ce n'est qu'au début de la colique néphrétique qu'on peut établir exactement la position du point rénal : on le trouve alors sur le milieu d'une ligne allant du rebord des fausses côtes à l'épine iliaque antérieure et supérieure du même côté.— Peu à peu, il s'étend vers l'hypogastre, l'ombilic, l'épigastre ; dans ce dernier cas, il provoque des mouvements réflexes sur l'estomac qui se traduisent par des nausées, par des vomissements. Au paroxysme de la crise, toute localisation douloureuse est impossible.

Le point rénal est profond. Il consiste tantôt en élancements, tantôt en brûlure, tantôt en déchirement. — Rarement il s'accompagne d'hyperesthésie cutanée, mais, ordinairement, la pression l'augmente. Il existe cependant des cas où une pression énergique avec le dos de la main le calme, mais ces faits sont exceptionnels. — Sa violence habituelle est telle, que le malade ne peut se coucher sur l'endroit affecté.

Le point rénal a une grande valeur séméiologique : son siège ordinaire, à gauche, permet d'établir presque à coup sûr qu'on a affaire à la lithiase rénale et non à des calculs biliaires ; lorsqu'il existe à droite, des réserves sont nécessaires.

3° *Point inguinal.* — A mesure que le gravier descend dans l'uretère, qu'il se rapproche du bas-fond de la vessie, de nouvelles souffrances apparaissent. — Dans les violents accès de colique néphrétique toute la région iliaque devient rapidement sensible, sans qu'il soit possible d'établir un maximum douloureux quelconque. Le malade est jeté dans un état d'angoisse inexprimable ; il se comprime énergiquement le ventre, dans l'espoir de calmer ses douleurs qui, de temps à autre, cessent pour recommencer lorsque le gravier, chassé brusquement par l'urine, gagne des parties plus déclives.

Lorsque la colique néphrétique est moins intense, et qu'on peut suivre pas à pas le développement des accidents, on trouve fréquemment, si on procède avec méthode, un point douloureux fixe au niveau de l'orifice externe du canal inguinal correspondant au rein lithiasique, et à deux ou trois centimètres en dehors de l'épine du pubis.— La zône sensible occupe à peu près l'étendue d'une pièce de cinq francs : elle est caractérisée tantôt par des élancements, tantôt par de la brûlure. Souvent la pression la calme, rarement elle l'exaspère. J'ai vu cette année-ci un jeune homme du Puy-de-Dôme qui faisait diminuer la violence de ce point douloureux, en enfonçant la pulpe de l'index dans le canal inguinal et en l'y maintenant quelques minutes. — La compression qu'il exerçait sur le cordon spermatique suffisait pour arrêter les souffrances.

Le point inguinal, bien qu'il ne soit pas rare, n'est pas aussi constant que les deux précédents, et sa valeur séméiologique n'est pas encore nettement établie.

4° *Points douloureux du testicule et de la grande lèvre.*— L'excitation des nerfs du cordon, qui engendre le point douloureux que nous venons de signaler, est encore la cause du point testiculaire chez l'homme, et de celui de la grande lèvre chez la femme.

Dans le premier cas, la souffrance se traduit ordinairement par la rétraction de l'organe qui monte au niveau de l'orifice externe du canal inguinal. Cette rétraction s'accompagne presque toujours d'un sentiment de pesanteur extrêmemement pénible. D'autres fois, il y a un véritable point douloureux qui correspond à l'endroit où le cordon se confond avec l'épididyme, c'est-à-dire au niveau de la queue de ce dernier appendice. Ce point est spontané, et s'accroît en intensité par la pression, ou par les mouvements du corps. Il est rare que cette sensibilité ne s'étende pas très rapidement à toute la masse du testicule qui augmente alors de volume, devient rouge et chaud. C'est une véritable orchite qui se déclare. Les faits de ce genre sont, je l'accorde, tout à fait exceptionnels ; néanmoins, il en existe plusieurs dans la science, et pour mon propre compte j'en ai vu un cas très net, où les accidents ne cessèrent qu'après huit jours de traitement énergique.

Quelquefois la zône douloureuse occupe d'emblée tout le testicule et la masse entière du cordon spermatique, sans

qu'on puisse découvrir un maximum quelconque. La multi·
plicité des formes que ce point revêt, son mode de développement, sa marche si variable, suivant les cas, ne lui enlè-
vent rien de sa valeur séméiologique. Sa constance, en effet,
le place au premier rang des signes de la colique néphrétique.

Chez la femme, le point douloureux de la grande lèvre,
tenant à la même cause que le précédent, manque comme
lui très rarement ; comme lui, il est un symptôme évident
de lithiase rénale. Vu la faible étendue de l'organe intéressé,
étant connue la répugnance des malades pour l'examen des
parties sexuelles, il est toujours difficile à préciser. Néanmoins, il m'a semblé que, le plus souvent, le maximum de
la douleur correspondait au segment supérieur de la grande
lèvre se confondant presque avec le point inguinal. Mais
aussi il arrive parfois que toute la grande lèvre est sensible, rouge, turgide, sans qu'on trouve un endroit plus
douloureux qu'un autre.

Dans tous les cas, la souffrance a un caractère aigu, le
moindre attouchement l'exaspère. Toujours elle rend la
malade mélancolique, inquiète, parfois elle est l'origine d'at-
taques convulsives.

Tous les points que nous venons d'étudier sont directs,
les irradiations réflexes qui se produisent du côté de l'estomac dans le cours de la colique néphrétique, n'étant pas à
proprement parler des manifestations douloureuses. Ils ont
en outre un caractère commun, c'est de diminuer de violence une fois que le gravier a franchi l'uretère et qu'il est
tombé dans le bas-fond vésical.

Lorsque la concrétion urique a atteint le col de la vessie,
la plus grande partie de sa tâche est accomplie. En effet, sa
migration au dehors s'effectue sans trop de difficulté ; pendant quelques jours, le malade se plaint de cuisson, de
brûlure le long du canal de l'urètre, et tout se borne là.
Cependant, il arrive quelquefois qu'une douleur fixe apparait au méat urinaire, avec accompagnement de rougeur et
de chaleur. C'est un véritable point méatique, occasionné

par le passage des graviers rénaux ; elle dure souvent plusieurs jours pour disparaître définitivement dès que l'expulsion est complète.

Durant le cours d'un accès de colique néphrétique, de moyenne intensité, il n'est pas rare d'observer du côté de la cuisse correspondant au rein lithiasique, tantôt du fourmillement, tantôt de l'engourdissement, et quelquefois même de véritables douleurs fulgurantes. La communauté d'origine des rameaux génital et fémoral (nerf honteux externe de Meckel), les anastomoses de cette dernière branche avec le nerf crural rendent facilement compte de l'apparition de ces souffrances ; mais comme elles occupent une surface très étendue, sans maximum bien déterminé, nous nous bornons seulement à les signaler.

En terminant, nous concluons qu'il n'existe pas la moindre ressemblance entre les points douloureux de la colique hépatique et ceux de la colique néphrétique. En effet, les premiers sont incomparablement moins pénibles que les seconds ; en outre, les uns siègent à la base du thorax et au-dessus (points épigastrique, cystique, dorsal, scapulaire), tandis que les autres occupent le segment inférieur du corps (points rénal, lombaire, inguinal, testiculaire, etc.) Dans les cas douteux, la détermination exacte de leur position respective, est un élément excellent de diagnostic différentiel.

CHAPITRE II

DE L'INFLUENCE DU TRAUMATISME

DÉVELOPPEMENT DES MALADIES DIATHÉSIQUES

Il y a quinze ans, M. Verneuil signalait les blessures comme cause fréquente des affections constitutionnelles. Depuis lors, les faits qui se sont succédé et les travaux qui ont été publiés sur ce point de nosographie ont confirmé entièrement cette assertion. On est ainsi parvenu à combler une vaste lacune de notre pathologie générale. En rapportant *in-extenso* l'observation ci-dessous, nous n'avons donc pas la prétention de traiter un sujet nouveau, mais seulement de compléter les recherches de notre savant maître et de ceux qui ont travaillé sous sa direction.

D... (*Jules*), âgé de 36 ans, ex-médecin militaire, se rendit à Vichy en septembre 1880.

Antécédents de famille. Né d'un père âgé de 50 ans et mort à 85 avec un rhumatisme chronique généralisé, datant de longtemps. — Mère morte de bronchite capillaire.

Antécédents personnels. A dix ans, gastrite aiguë ; à 14 ans, scarlatine accompagnée de douleurs rhumatismales ; à 28 ans, syphilis.

Le 25 mars 1879, ce malade reçut à Genève un violent coup de pied sur la face externe de la jambe gauche, presque au niveau de l'articulation du genou. — Il se déclara rapidement une arthrite qui, dans la suite, obligea les médecins traitants, MM. Reverdin et Vuillet, à opérer le redressement brusque du membre, et à appliquer un bandage inamovible.

Il était à peine rétabli de ce traumatisme, lorsque vers la fin du mois de mai suivant, *il survint un accès de goutte dans le pied gauche, avec formation d'un petit tophus au niveau de l'articulation métatarso-phalangienne du gros orteil.* De ce fait, il fut contraint de garder le lit pendant plusieurs jours.

Peu après, étant revenu à Niort, le chirurgien en chef de l'hôpital de cette ville, M. le D\u02b3 Fontan, conseilla des douches écossaises sur l'articulation fémoro-tibiale gauche, le massage et des frictions calmantes. Sous l'influence de ce traitement, la roideur du genou tendit à diminuer, mais, les accès de goutte devinrent plus violents qu'auparavant et se renouvelèrent toutes les trois semaines environ. Comme ce malade se plaignait depuis longtemps d'inappétence, d'aigreurs, de douleurs épigastriques, il se rendit à Vichy.

A son arrivée, je constate un gonflement notable du genou gauche, sans empâtement, mais avec de la roideur et de la douleur à la pression. De plus, lorsque je fais, avec la main droite, exécuter des mouvements de flexion et d'extension, la main gauche étant apposée sur l'articulation, je sens des craquements très nets. C'est de l'arthrite sèche. — Du côté du pied gauche, aucune trace de rougeur ni de gonflement, si ce n'est un petit tophus au niveau de l'articulation métatarso-phalangienne du gros orteil. — Les mouvements sont libres ; néanmoins il se manifeste de la douleur pendant la marche.

Je prescris de l'eau de l'Hôpital à l'intérieur, et des douches minérales à 35 degrés sur le genou gauche.

Au bout de quelques jours, les douleurs épigastriques avaient cessé, les aigreurs avaient disparu, l'appétit était revenu. — Mais, peu avant de quitter Vichy, il survint un accès de goutte qui, ainsi que de coutume, fut localisé exclusivement dans le pied gauche. Le gros orteil se tuméfia et devint le siège d'une rougeur érythémateuse qui s'étendit rapidement sur le dos du métartase et du tarse. L'articulation tibio-tarsienne gonfla et devint rouge, surtout au niveau de la malléole externe. La pression exercée sur toutes ces parties enflammées était douloureuse, les mouvements spontanés ou provoqués du pied et du gros orteil gauche étaient très pénibles. Toutes les autres jointures étaient libres. Les douleurs du genou gauche n'avaient pas augmenté.

Le traitement alcalin fut supprimé ; je prescrivis des frictions iodées sur les points malades ; le pied fut enveloppé dans la ouate ; on garda le repos. — En huit jours, toute trace de fluxion inflammatoire avait disparu.

Ce fait frappe l'attention à deux points de vue principaux 1° la contusion du genou gauche a déterminé, à bref délai, un accès de goutte qui s'est renouvelé dans la suite, à des époques assez rapprochées. — 2° La fluxion inflammatoire s'est montrée seulement sur les petites articulations du membre contusionné, tandis qu'elle a épargné en totalité celles des membres sains.

Jusqu'ici, les blessures semblaient n'avoir d'action efficace que sur la diathèse rhumatismale. En effet, M. Verneuil a vu plusieurs fois le rhumatisme poly-articulaire aigu succéder à un traumatisme, mais, jamais, dans tous les cas qui lui sont passés sous les yeux, la goutte ne s'est déclarée d'emblée à la suite d'une contusion quelconque. Il est vrai que, souvent il a observé des rappels de goutte à la suite d'une blessure insignifiante, une piqûre par exemple. Mais cette dernière particularité n'a rien à faire dans notre cas.

Chez notre malade, le *premier accès de goutte* s'est déclaré à la suite d'une contusion violente, voilà le point sur lequel nous voulons attirer tout spécialement l'attention. Jusqu'alors, il n'était point podagre ; il est vrai qu'il était naturellement prédisposé à cette affection constitutionnelle, puisqu'il était fils de rhumatisant. Mais, le coup qu'il reçut

permit à la goutte de se traduire bientôt par des manifestations fluxionnaires, non équivoques, se renouvelant dans la
suite toutes les trois semaines environ, comme si cette
diathèse urique s'était établie spontanément. Dans ce cas,
le traumatisme a joué un rôle prépondérant, ce qui nous
fait dire avec M. Verneuil : *Absconditos morbos vulnera
detegunt*.

Pour qui connaît la goutte avec son mode d'apparition
habituel, il semble étrange, au premier abord, que, chez
notre malade, elle ait frappé uniquement les articulations
du membre contusionné, tandis qu'elle a épargné celles du
côté opposé. — On a d'autant plus lieu d'être surpris d'une
semblable anomalie que le membre inférieur atteint par la
goutte est le gauche, et, qu'ordinairement, cette affection débute par les orteils du côté droit pour se généraliser ensuite ; mais, si on se rapporte à ce qui a été écrit
sur les *loci minoris resistentiæ*, on voit que, dans ce cas
spécial, elle n'a fait que se conformer à la règle générale.

Les localisations morbides sur les organes les moins
résistants s'observent fréquemment à la suite des trauma-
tismes. Tous les jours, en effet, on voit chez des cardiaques
une légère blessure d'un des membres pelviens amener un
œdème considérable dans ce membre, tandis que celui du
côté opposé est le siège d'un œdème insignifiant. C'est que
ce dernier est, par rapport à son congénère, l'organe *ma-
joris resistentiæ*. Il était donc tout naturel que, chez
notre homme, la goutte se déclarât sur le membre inférieur
qui était le plus propre à la réceptivité morbide, c'est-à-dire
sur le gauche, qui était affaibli par une arthrite traumatique
antérieure. Quant à affirmer qu'à l'avenir les accès de goutte
épargneront, comme par le passé, les jointures du membre
pelvien droit et celles des autres points de l'économie, nous
ne pouvons le faire actuellement.

CHAPITRE III

RAPPORTS

DE

L'HÉMÉRALOPIE ET DE L'ICTÈRE

DANS LES HYPERTROPHIES DU FOIE

En dehors du diabète, les troubles oculaires dans les affections du foie ont été un peu négligés. Les auteurs classiques qui traitent de l'ictère, Murchisson en particulier, s'étendent assez longuement sur la vision en jaune, fait aussi exceptionnel que bizarre, tandis qu'ils signalent à peine l'héméralopie qui me parait plus commune et plus importante à connaître que la première aberration visuelle. Cependant Frerichs, dans son *Traité des maladies du foie*, et M. Jules Simon, dans le *Dictionnaire de médecine et de chirurgie*, consacrent quelques lignes à ce singulier phénomène morbide.

C'est en 1876 que, pour la première fois, mon attention fut attirée sur ce point d'oculistique. Un homme encore dans la force de l'âge se présenta à moi avec une congestion du foie et un ictère datant de plusieurs mois. L'affection viscérale dont il était atteint ne l'inquiétait nullement, d'autant plus qu'elle ne l'empêchait pas d'exercer sa profession de boucher; mais, ce qui le gênait par-dessus tout, c'est qu'après le coucher du soleil il ne pouvait plus reconnaître les passants, tandis que pendant le jour il voyait très distinctement. Je le soumis sans retard au traitement par les alcalins, et, en moins d'un mois, l'affection du foie, la jaunisse et l'héméralopie avaient disparu : il pouvait reprendre ses anciennes occupations.

Je n'accordai qu'une faible importance à ce fait, quel qu'insolite qu'il fût, d'autant plus qu'à peu près à la même époque je soignai un jeune militaire en congé semestriel, qui était atteint de néphrite albumineuse et qui présentait de l'héméralopie. Je crus que, dans un cas comme dans l'autre, j'avais affaire à une simple coïncidence. Mais, cette année-ci, ayant observé quatre faits analogues (que je rapporte plus loin) je suis amené à considérer ces troubles oculaires non pas comme un épiphénomène, mais comme un symptôme de la jaunisse.

OBSERVATION I. — *Hypertrophie énorme du foie. Ictère bronzé. Héméralopie.*

Cor... (Charles), ouvrier fondeur à Montchanin, âgé de 40 ans, entra à l'hôpital de Vichy le 15 août 1880 et y resta jusqu'au 1er octobre.

Antécédents. A l'âge de 13 ans il contracta la fièvre typhoïde. A partir de 18 ans il a fait de nombreux excès de boisson surtout en eau-de-vie et en vin rouge. Il y a deux ans, à la suite d'une émotion vive, une jaunisse intense survint, en s'accompagnant de ballonnement du ventre. Malgré cela, il continua de travailler jusqu'en 1880. A cette époque les forces ayant diminué et de l'héméralopie étant survenue, il se fit admettre à l'hôpital de Châlon-sur-Saône où il resta quarante jours.

Etat actuel. Cet homme est maigre, mais vigoureux. Les sclérotiques et la peau sont d'un jaune foncé. L'urine contient beaucoup de bile mais pas d'albumine ni de glycose.

A l'examen du ventre on trouve un foie énorme, dur, mais non bosselé, et indolent à la pression. Sur la ligne mamelonnaire il dépasse les côtes droites de 12 centimètres. Sur la ligne épigastrique sa limite inférieure est éloignée de

8 centimètres de l'appendice xyphoïde. De telle sorte que, d'un côté, il arrive jusque dans la fosse illiaque droite, et que, de l'autre il descend jusqu'à l'ombilic.

Pas d'ascite, ni d'œdème des membres inférieurs. Rate normale. L'auscultation des poumons et du cœur nous indique que ces organes sont sains. Pas d'anémie. Malgré ce volume exagéré du foie et cette jaunisse intense, le malade a un excellent appétit et ses forces sont conservées. Il ne souffre de rien si ce n'est de la vue. Dans la journée elle s'exécute correctement : il distingue les objets les plus petits à une assez grande distance, différencie les couleurs. Mais dès que le crépuscule est arrivé, il lui est impossible de voir quoi que ce soit, il ne peut trouver son lit sans l'aide de ses voisins, ne peut reconnaître ni les fenêtres, ni la porte, ni ceux qui l'entourent.

L'examen extérieur des yeux ne nous fournit aucune donnée qui mérite d'être relatée. Cependant, nous signalerons l'absence complète de conjonctivite, de blépharite, d'iritis, les pupilles sont égales et contractiles. L'examen ophthalmoscopique n'a pas été fait.

Traitement : eau de la Grande-Grille, deux verres matin et soir. Douche froide.

Pendant son séjour à l'hôpital, l'hypertrophie du foie et la jaunisse ne diminuèrent point ; l'héméralopie persista ; si bien qu'au moment du départ, il se trouvait exactement dans les mêmes conditions qu'à l'arrivée.

Observation II. — *Hypertrophie du foie occasionnée par des coliques hépatiques. Ictère prononcé. Héméralopie. Pneumonie intercurrente. Disparition de la jaunisse et de l'hypertrophie du foie. Atrophie consécutive de cet organe avec ascite et œdème léger des membres inférieurs. Cessation de l'héméralopie et de l'ictère pendant toute la durée de la phlegmasie pulmonaire. Réapparition lorsque la fièvre est tombée.*

C... (Françoise), âgée de 40 ans, fut admise à l'hôpital de Vichy le 7 septembre 1880.

Cette femme souffre de coliques hépatiques depuis deux ans. Les accès sont fréquents et intenses. En 1879, elle se rendit à Vichy. Nos eaux lui furent profitables, car, pendant l'hiver suivant, les douleurs furent moins fortes et se renouvelèrent plus rarement.

Etat actuel. Cette malade est amaigrie, mange et digère d'une façon satisfaisante. La peau est d'un jaune ambré très accentué. Il en est de même de la muqueuse de la voûte palatine. Les urines sont très bilieuses. Ce dont elle se plaint surtout, c'est d'un prurigo généralisé qui lui procure une démangeaison insupportable.

A l'examen du ventre, nous trouvons que le foie est notablement augmenté de volume. En effet, sur la ligne médiane, il descend jusqu'à l'ombilic, sur la ligne mamelonnaire il dépasse les côtes droites de quatre travers de doigt. A la pression il est indolent. Son tissu est ferme, mais sans inégalités à sa surface.

Il y a un an, il survint de l'héméralopie qui céda au bout de trois semaines à des pilules dont la malade ignore la composition. Ces troubles visuels sont revenus en juillet dernier et ont persisté. Après le coucher du soleil, cette malade est obligée de cesser tout travail, ne pouvant plus distinguer les objets qui l'environnent. Les lumières les plus étincelantes ne lui permettent même pas de reconnaître une porte, une fenêtre, un lit. Les deux yeux paraissent sains ; pas de blépharite ni de conjonctivite, pas d'iritis, les pupilles étant égales et contractiles. L'examen ophthalmoscopique n'a pas été fait.

Les organes thoraciques sont normaux. Pas de bruit de souffle dans les vaisseaux carotidiens.

Traitement : eau de la Grande-Grille, un verre et demi matin et soir. Bain minéral chaque jour.

16 septembre. Apparition dans la soirée d'un frisson très intense suivi de chaleur et de sueur. Inappétence, insomnie.

17 septembre. La malade tousse et se plaint d'un point de côté à gauche. La fièvre est vive : 98 pulsations, température axillaire 38°. A l'auscultation, on trouve des bouffées de râles crépitants fins au niveau de l'angle inférieur de l'omoplate gauche. Traitement : large vésicatoire *loco dolenti*. Potion kermétisée.

18 septembre. La nuit a été fort agitée. Les phénomènes sthétoscopiques sont les mêmes que la veille. La toux est plus forte et s'accompagne de l'expulsion de crachats rouillés, caractéristiques. La fièvre augmente : Pouls, à 102. T. A. 38°, 4.

L'hypertrophie du foie a disparu, le ventre est souple. L'ictére est à peine appréciable, l'urine ne contient plus de bile. Quant à l'héméralopie, elle a également cessé. En effet, la vision nocturne s'effectue presque correctement : la malade reconnait à la lumière artificielle les personnes qui la soignent, distingue les objets un peu volumineux (un crayon, un porte-plume), différencie très nettement les couleurs vives.

27 septembre. Apparition depuis hier de râles crépitants de retour. La toux a diminué, les crachats ne sont plus teintés de sang. Ils sont blancs et aérés. La fièvre est tombée ; la peau est moite, l'appétit revient, les traits sont meilleurs. L'héméralopie et l'ictère reparaissent sans que, pour cela, le volume du foie ait augmenté.

30 septembre. La phlegmasie pulmonaire est guérie. P. 80. T. A. 36°.

Depuis deux jours il est survenu une ophthalmie granuleuse à gauche que l'on traite par le collyre au nitrate d'argent. L'examen du ventre nous permet de constater une diminution très sensible du volume du foie avec développement d'une ascite.

4 octobre. L'ophthalmie augmentant chaque jour et s'accompagnant de suppuration et d'un commencement d'opacité de la cornée, on cautérise la face interne des paupières avec le sulfate de cuivre.

10 octobre. Exeat. — L'ictère et l'héméralopie qui avaient cessé au moment de la pneumonie ont complètement reparu. Le foie est toujours notablement atrophié, l'ascite augmente en s'accompagnant d'œdème des membres inférieurs. L'ophthalmie diminue.

Observation III. — *Hypertrophie du foie et de la rate. Ictère chronique. Héméralopie. Amélioration pendant le séjour à Vichy.*

R..., 47 ans, ouvrier terrassier, nous fut adressé le 1er juillet 1880 par l'Assistance publique de Paris.

Antécédents. Cet homme n'a jamais fait d'excès alcooliques, mais il est sujet depuis longtemps à la fièvre intermittente. Il y a trois ans, il s'aperçut d'une grande faiblesse dans les membres inférieurs. Son urine formait un dépôt verdâtre, caractéristique. En même temps se déclarait une toux opiniâtre. Il y a deux ans, il fut obligé de cesser tout travail : son ventre avait grossi considérablement, il était devenu jaune. Chaque soir il avait la fièvre.

Depuis le début des accidents jusqu'à l'époque où il fut admis à l'Hôpital de Vichy, il eut à cinq ou six reprises de l'héméralopie qui persistait en moyenne six semaines environ, et qui cessait sans traitement.

Etat actuel. Ce malade est profondément anémique : les muqueuses palpébrales et gingivales sont décolorées. Néanmoins, pas de bruit de souffle au cœur. Le teint est d'un jaune foncé. Les sclérotiques sont nettement ictériques. L'urine contient de la bile en quantité.

A l'examen de l'abdomen nous constatons, à droite, que le foie dépasse le rebord des fausses côtes de cinq travers de doigt, que, sur la ligne médiane, il empiète sur la région épigastrique de cinq centimètres, que la rate occupe la plus grande partie de l'hypochondre gauche. Les tissus de ces organes sont durs mais indolents à la pression.

Dans la journée la vue est satisfaisante, ce malade peut en effet aller aux sources et revenir sans la moindre difficulté. Il reconnait sans l'aide de lunettes les objets les plus fins, différencie nettement les couleurs. Mais lorsque le soleil est couché, il lui est impossible de se guider. Il ne peut distinguer les objets les plus lumineux, et c'est à peine s'il peut trouver son lit. Les pupilles sont égales et contractiles. Il n'y a pas de trace de kératite ni de blépharite nulle part. L'examen du fond de l'œil n'a pas été fait.

Cet homme mange peu, digère médiocrement, va à la selle régulièrement. Il est notablement affaibli ; chaque soir il a la fièvre. Traitement : Eau de la Grande-Grille. Douche froide chaque matin. Lait. Vin de quinquina avant le repas.

Trois semaines après son admission à l'hôpital de Vichy, une légère amélioration étant survenue, j'engageai ce malade à rester jusqu'au 15 août. Ce à quoi il consentit volontiers.

Au moment du départ, le teint s'était éclairci, l'urine était moins troublée ; le foie et la rate semblaient avoir diminué légèrement de volume. La vision nocturne était moins imparfaite, il pouvait distinguer les gros objets et les points lumineux dans l'obscurité. La fièvre du soir avait cessé, l'appétit était meilleur. Il avait repris des forces.

Cette amélioration, ne fut pas de longue durée, car, un mois après il m'écrivait qu'il se trouvait dans le même état qu'à son arrivée à Vichy. Pas d'appétit, pas de forces ; dans l'après-midi ses jambes enflaient tellement qu'il lui était impossible de les remuer. Sa vue était si faible, que le matin, il ne pouvait sortir avant huit heures, et que, le soir, après six heures, il ne voyait plus clair.

OBSERVATION IV. — *Hypertrophie du foie. Ictère chronique. Héméralopie à deux reprises différentes.*

F... (Claude), forgeron, âgé de 30 ans, entra à l'Hôpital de Vichy le 9 septembre 1880.

Antécédents. Il prétend n'avoir jamais fait d'excès de boisson ; mais il a été soldat pendant cinq ans et a habité les pays chauds. Il souffre de son affection du foie depuis trois ans ; car le début de sa jaunisse semble remonter à cette époque. L'an dernier, ce malade est venu à Vichy : il en éprouva un certain bien-être pendant trois mois.

État actuel. — Cet homme est amaigri, mais il n'est pas anémique. La peau et les muqueuses extérieures sont d'un beau jaune ambré ; l'urine est très foncée.

A l'examen de l'abdomen, nous trouvons le foie notablement hypertrophié. Sur la ligne mamelonnaire, il dépasse les fausses côtes droites de dix centimètres ; sur la ligne médiane, il descend jusqu'à trois travers de doigt de l'anneau ombilical. La consistance de son tissu est normale. Il est douloureux à la pression.

Chaque soir, vers quatre heures, cet homme est pris d'une fièvre vive que le sulfate de quinine ni l'arsenic n'ont pu arrêter. Malgré cela il mange avec appétit le matin, mais, le soir, il se contente d'un potage. Dans la journée, il voit très distinctement les objets qui l'environnent, mais, dès que le soleil est couché, il est obligé de rentrer à son domicile parce qu'il ne pourrait plus se guider dans la rue. Tout alors devient obscur ; il n'aperçoit même pas les flammes les plus étincelantes.

Il y a deux mois et demi qu'il se trouve dans cet état de cécité relative. L'an dernier, il fut pris des mêmes accidents ; mais la vision nocturne se rétablit au bout de deux mois sans traitement spécial.

Traitement : Grande-Grille ; douche froide chaque jour. Sulfate de quinine, 50 centig. le matin à jeun.

Ce malade partit au bout de quinze jours sans avoir éprouvé la moindre amélioration.

Réflexions. — A l'occasion de tous ces faits, j'aurais quelques observations à présenter. Tout d'abord, ce qui ressort des renseignements qui nous ont été fournis, c'est que, chez nos malades, l'héméralopie n'est jamais survenue au début de la congestion du foie. Toujours elle s'est montrée longtemps après l'apparition de l'ictère. Or, à cette époque, elle n'a pas encore le caractère qu'elle aura par la suite, la persistance ; elle est éphémère, peu tenace, cédant le plus souvent sans traitement spécial au bout de quelques semaines. Voilà le premier point sur lequel nous tenions à fixer l'attention.

Puis, lorsque la congestion hépatique s'aggrave, que l'ictère augmente et tend à devenir chronique, l'héméralopie reparaît et se maintient. Elle ne constitue plus alors comme au début un épiphénomène sans importance ; elle devient un symptôme grave, inquiétant. En effet, lorsqu'elle n'est que passagère, elle ne doit s'accompagner d'aucune lésion profonde de la rétine tandis qu'une fois persistante, il existe vraisemblablement des désordres irrémédiables dans le nerf optique. Voilà le second point que nous tenions à relever.

Autre remarque. Dans les quatre cas que nous venons de rapporter, constamment l'héméralopie nous a paru liée à la présence de l'ictère et subordonnée à sa marche — diminuant lorsqu'il s'améliorait, s'aggravant lorsqu'il augmentait. — C'est ainsi que, dans l'observation n° 2, une fois que la pneumonie se déclare, faisant disparaître, en même temps et la jaunisse et la congestion hépatique, l'héméralopie cesse aussitôt. Quand cette phlegmasie est guérie, l'ictère reparaissant, l'héméralopie revient, bien que le foie n'ait pas repris son volume primitif, se soit même atrophié. — Les relations de cause à effet ne sauraient être mieux établies

CHAPITRE IV

DE L'HÉMÉRALOPIE

DANS LES AFFECTIONS DU FOIE

En 1881, je signalais, dans *Le Progrès Médical*, quatre exemples d'héméralopie survenue chez des malades atteints d'hypertrophie du foie, avec ictère chronique. A peu près à la même époque, les *Archives générales de médecine* publiaient sur ce sujet un mémoire très complet de M. le Dr Parinaud, qui se termine par les conclusions suivantes :

« 1° L'héméralopie, dans les affections du foie, est une complication qui ne semble pas très rare ; 2° Elle se montre ordinairement par crises d'une durée variable, subissant l'influence de causes déterminantes accessoires ; 3° Elle est spéciale aux affections chroniques, à la cirrhose particulièrement. Elle se développe lorsque l'organe est déjà malade depuis un certain temps ; 4° Elle ne semble pas produite par l'ictère, mais par une altération spéciale du sang, résultant du trouble de la fonction hépatique ; 5° Elle a une signification grave.

Les conclusions n°s 1, 2, 5 sont entièrement conformes à la réalité. L'héméralopie, sans être commune, n'est pas très rare dans les affections chroniques du foie et des voies biliaires ; assurément, si on la recherchait soigneusement dans les cas où sa présence semble indiquée, on la rencontrerait assez souvent. Maintenant que l'attention est attirée de ce côté, des exemples analogues à ceux qui ont déjà été cités ne vont pas tarder à se multiplier, d'autant plus que les maladies du foie qui engendrent ce phénomène sont fréquentes et que ce phénomène est facile à reconnaître. Néanmoins, regarder l'héméralopie comme un symptôme ordinaire des maladies chroniques du parenchyme hépatique, ce serait peut-être exagérer la portée de ce trouble fonctionnel ; il vaut mieux, comme M. Parinaud, en faire une complication.

L'héméralopie d'origine hépatique se montre par crises variables quant à leur intensité et à leur durée ; d'abord transitoires et légères, elles disparaissent tout à coup, reparaissent de même, sans qu'on puisse trop en expliquer le motif. Il arrive aussi que l'héméralopie s'atténue lorsque la jaunisse pâlit et que les altérations du foie diminuent, mais, le plus souvent, cette amélioration n'est que passagère ; tôt ou tard, les accès reviennent, augmentent de force et de longueur, et, enfin, il arrive un moment où la cécité nocturne devient complète et persistante. L'état de la vision prime alors tous les autres symptômes ; les malades ne s'occupent plus de leur foie, de leur jaunisse, de leur affaiblissement général et des autres malaises qu'ils peuvent ressentir, toute leur attention est dirigée du côté de la vue.

L'héméralopie d'ordre hépatique et biliaire a, comme le fait justement remarquer M. Parinaud, une grande valeur séméiologique. C'est une complication très grave, puisque tôt ou tard la vision nocturne est abolie. Cette gravité est d'autant plus considérable que, jusqu'ici, aucun traitement rationnel n'a été institué pour la combattre, la thérapeutique actuelle consistant dans la simple expectation.

Quant à la conclusion nº 3 de M. Parinaud, nous ne pouvons l'admettre dans son entier. Il nous semble qu'il a été trop affirmatif, car rien ne l'autorisait à avancer que l'héméralopie se montrait particulièrement dans la cirrhose, d'autant plus que sur les quatre faits qu'il cite dans son mémoire, il n'y a que deux observations de cirrhose, les deux autres sont des hypertrophies simples du foie.

Quelques mois après le travail de M. Parinaud, M. Mouly passait sa thèse inaugurale intitulée : *Contribution à l'étude de l'héméralopie dans les affections du foie.* C'est une bonne monographie dans laquelle on trouve deux excellentes observations de cirrhose hypertrophique avec complication d'héméralopie. Mais, comme M. Parinaud, M. Mouly nous paraît trop catégorique sur la pathogénie de ce trouble visuel.— En effet, tout en accordant aux affections du foie, où la cellule hépatique est en jeu, une certaine valeur comme cause déterminante de l'héméralopie, pour M. Mouly, elle semble produite de préférence par la cirrhose hypertrophique.

Nous ne nions pas que cette dernière maladie, dont la durée est longue, finisse par engendrer peu à peu l'héméralopie, puisque nous en rapportons un exemple plus loin, mais nous prétendons que ce n'est pas la cause unique et que la cirrhose atrophique et bien d'autres altérations encore du perenchyme hépatique accusent le même résultat.

A propos des cas que nous avions vus, nous disions l'an dernier, que l'héméralopie était en rapport direct avec l'ictère et subordonnée à la marche de ce dernier, s'améliorant ou s'aggravant suivant que l'ictéro augmentait ou diminuait. C'était la simple énonciation d'un fait observé et rien de plus. Notre intention n'était évidemment pas de chercher à expliquer le mode de production de ce trouble visuel par la présence de la bile dans le sang, et par conséquent d'ajouter une théorie nouvelle aux six ou sept qui existent dans la science. Nous laissions, au contraire, entendre qu'il devait exister dans la rétine une lésion de tissu nette et tranchée. Il paraît aujourd'hui à peu près démontré que cette lésion n'existe pas. Mais, contrairement à l'avis que nous avions formulé (d'après les faits que nous avions observés) MM. Mouly et Parinaud (conclusion n°4) prétendent que l'héméralopie n'a rien de commun avec l'ictère, mais qu'elle est produite par une altération spéciale du sang résultant du trouble de la fonction hépatique. Et, à cet égard, M. Mouly sous-entend que l'accumulation de l'urée dans le sang ne serait peut-être pas étrangère à la genèse de ce trouble visuel.

Nous ignorons absolument si l'héméralopie est engendrée par une altération spéciale du sang et quelle est la nature de cette altération, mais, ce qui parait certain, c'est que cette complication a des rapports évidents avec l'ictère chronique concomitant. — En effet, avec les 3 cas que nous publions aujourd'hui, nous connaissons 12 cas très précis d'héméralopie d'origine hépatique. Dans tous ces cas, puisés à différentes sources et qui ont trait à des lésions diverses du tissu du foie (hypertrophie simple, cirrhose hypertrophique, cirrhose paludéenne, cirrhose atrophique), jamais l'ictère n'a fait défaut. Il était, à vrai dire, plus ou moins foncé, plus ou moins intense, mais il était constant, tandis que nous n'avons jamais rencontré l'héméralopie dans les autres maladies du foie où la jaunisse manquait. Nous nous sommes adressé cependant à des individus dont les lobules hépatiques devaient être notablement altérés dans leur texture : c'étaient des diabétiques à foie gras, des cancéreux sans ictère, des goutteux avec hyperémie hépatique ; chez tous, la vision diurne et nocturne était intacte.

Arrivons maintenant aux faits que nous avons observés dans le courant de 1881. Ils paraissent un peu s'éloigner de ceux qui ont été publiés l'an dernier ; en tout cas, ils démontrent que le champ de l'héméralopie d'origine hépatique, au lieu de se circonscrire, tend, au contraire, à se développer.

OBSERVATION I. — *Hypertrophie du foie. Ictère chronique. Héméralopie.*

C... Jean-Baptiste, 25 ans, originaire du département des Landes, fut admis le 8 juin à l'hôpital militaire de Vichy, pour une affection du foie avec ictère chronique occasionné par de la lithiase biliaire

Il y a trois ans qu'il a des coliques hépatiques à répétition, tous les quinze jours environ. A la suite de ses accès, son teint devenait jaune, et cet état persistait pendant 4 ou 5 jours, après quoi tout rentrait dans l'ordre. A dater du mois de mai 1880, l'ictère devint permanent, augmentant cependant un peu à la fin de chaque colique, mais le malade ne se préoccupa pas outre mesure de cette jaunisse, qui ne l'empêchait ni de manger, ni de dormir, ni de travailler. En mars 1881, il s'aperçut qu'au crépuscule les objets lui paraissaient obscurs, lorsqu'il les regardait du côté du sol. Cet inconvénient n'existait pas lorsqu'ils étaient placés en face ou latéralement. Craignant de perdre la vue, il consulta un médecin, qui lui prescrivit une cure à Vichy.

Etat à son arrivée à l'hôpital. — Cet homme, bien que malade depuis fort longtemps, est encore très vigoureux. Teint jaune foncé sur toute l'étendue de la surface cutanée, quelques coups d'ongle indiquant l'existence d'un peu de prurigo. Les matières fécales sont cendrées, les urines d'un vert noirâtre très marqué. L'appétit est bon, C... digère bien et dort paisiblement.

Organes abdominaux. Rate normale. Le foie dépasse de trois travers de doigt les fausses côtes droites sur le trajet de la ligne mamelonnaire. A la région épigastrique, il descend à un travers de doigt environ au-dessus de l'ombilic. Dans toute son étendue, il est absolument indolent, soit spontanément, soit à la pression. Son tissu n'est pas induré ; il ne présente nulle part des noyaux résistants. Quand on exerce une légère pression sur un point quelconque de sa circonférence, il change légèrement de place, ainsi que le reste de la totalité du foie. De telle sorte qu'il n'y a pas d'adhérence, soit avec les organes voisins, soit avec la paroi abdominale antérieure.

Etat de la vision. La vision diurne est conservée dans son intégrité. C... différencie très nettement les couleurs voyantes et même celles qui ne sont séparées entre elles que par des nuances à peine perceptibles ; mais le soir, au coucher du soleil, il lui est impossible de regagner son lit sans l'aide d'un assistant. Les pupilles sont égales et contractiles.

Examen opthalmologique. M. Poncet (de Cluny), de passage à Vichy, eut l'obligeance d'examiner ce malade à l'opthalmoscope, le 20 juillet, quelques jours avant son départ : Voici ce qu'il trouva :

Œil gauche. Les veines supérieure et inférieure de la

rétine sont énormément dilatées, d'un noir brun très marqué, mais ce n'est pas la couleur du sang veineux. La veine supérieure surtout, vers le disque de la papille, offre une dilatation variqueuse qui s'arrête brusquement au contact du nerf optique.

C'est à peine si on peut suivre le trajet des artères, tellement elles sont fines et exsangues. C'est surtout l'artère supérieure interne qui présente au plus haut degré les lésions habituelles de l'héméralopie. Ce vaisseau est entouré au tronc principal et dans ses ramifications les plus déliées, d'un œdème si intense, que cette région est parsemée de tâches blanchâtres, laiteuses, dont la disposition suit celle du vaisseau. Mais, nulle part, il n'existe de taches pigmentaires ou hémorrhagiques. La moitié interne du disque de la papille (image renversée) est un peu plus pâle que d'habitude.

Œil droit. Les lésions de cet organe présentent le même caractère que pour le précédent, mais à un degré moindre : dilatation variqueuse des veines en dehors de la papille, aspect noir brun de toute cette zone. Un peu d'œdème péripapiliaire. Artères vides et pâles, pas d'hémorrhagie, pas de pigment. En somme, dans l'un et l'autre organe, on trouve, à des degrès divers, les lésions ordinaires de l'héméralopie.

Etat au départ, le 22 juillet. Le foie n'a pas sensiblement diminué de volume, la jaunisse persiste, mais l'héméralopie s'est un peu amendée. Bien que les objets lui paraissent obscurs lorsqu'il regarde vers le sol, il peut cependant regagner son lit le soir, après le coucher du soleil.

Pendant son séjour à l'hôpital, il contracta une arthrite du genou gauche qui dura dix jours (*28 juin, 8 juillet*) : les vésicatoires seuls eurent raison de cette phlegmasie intercurrente.

L'amélioration légère que nous avions constatée dans l'acuité de la vision nocturne de ce malade se maintiendra-t-elle ? — Nous ne le pensons pas ; tout nous donne au contraire à croire que l'héméralopie augmentera, rendant dans la suite à peu près impossible la locomotion et le travail pendant la nuit.

OBSERVATION II. — *Cirrhose hypertrophique du foie. Ictère léger datant de quatre ans. Héméralopie.*

T..... Pierre, 32 ans, journalier, entre à l'hôpital de Vichy le **8 *septembre* 1881.**

Antécédents. A bu d'assez fortes quantités d'eau-de-vie pendant qu'il était soldat, et surtout lorsqu'il était prisonnier en Prusse. Il n'a habité qu'un mois les pays chauds.

Il y a six ans qu'il s'est aperçu de sa maladie du foie : il éprouvait une démangeaison horrible sur toute la surface cutanée, et son urine avait une coloration très foncée. Mais, il n'y a que quatre ans, que son teint a pris le caractère nettement ictérique et qu'il est devenu héméralope. Cette infirmité dura peu, mais reparut à courts intervalles, et sans qu'il pût s'en expliquer le motif. Elle disparut de nouveau, mais revint depuis à peu près tous les mois.

Ce trouble visuel, inquiétant notre malade et le gênant dans l'exercice de sa profession, il s'adressa à plusieurs médecins, qui ne purent le soulager. C'est alors que sur le conseil d'un de ses amis, il se mit à manger du foie de bœuf cru pendant ses accès d'héméralopie. Au bout de deux jours, la vision nocturne revenait. Quand les accidents reparaissaient, il recourait au même moyen, et toujours avec le même succès. Aujourd'hui, ce remède ne jouit plus de la même efficacité. Bien que la vertu curative du foie de bœuf cru nous ait paru quelque peu extraordinaire, nous avons tenu à la signaler, telle qu'elle nous avait été racontée.

Etat actuel. Teinte subictérique de la peau. Conjonctives jaunes. Urines bilieuses. A l'examen des viscères abdominaux, nous constatons que le foie est notablement hypertrophié : 1° Sur la ligne épigastrique, il dépasse de cinq travers de doigt l'appendice xyphoïde. 2° Sur la ligne mamelonnaire droite, il déborde les fausses côtes de trois travers de doigt. L'organe est mobile partout. Son tissu est ferme sans être bosselé. La rate est notablement hypertrophiée.

Etat des yeux. Les pupilles sont égales et contractiles. Pas de cataracte. Pendant le jour, la vision est très nette, il distingue le rouge, le vert, le violet ; il différencie parfaitement les nuances intermédiaires. Le soir, au crépuscule, il ne reconnaît plus la forme des objets. La lumière artificielle lui permet de se conduire, mais, entre les becs de gaz, il ne voit plus rien. Les escaliers du dortoir étant mal éclairés, il monte à tâtons, et ne regagne son lit qu'avec peine.— L'examen ophthalmoscopique n'a pas été fait.

L'état général de T... est assez satisfaisant : l'appétit est bon ; il digère bien, va à la selle, dort bien ; néanmoins il est un peu amaigri et affaibli. Les gencives saignent quelquefois. Il sort souvent du sang par le fondement, bien qu'il n'ait pas d'hémorrhoïdes. Pas d'amélioration à la fin du traitement thermal.

OBSERVATION III. — *Cirrhose atrophique du foie. Ictère peu intense datant d'un an. Ascite. Héméralopie. Mort.*

Ch..., négociant vint à Vichy, le 23 *août* 1881. Habitudes alcooliques non établies.

Il y a un an qu'il est jaune. Depuis le mois de *janvier* 1881, l'ictère augmenta, sans acquérir une coloration très foncée. A dater de cette époque, il survint de l'héméralopie. Lorsqu'il voulait lire le soir, il était obligé de mettre la bougie entre son journal et lui. Quand il rentrait, il se faisait conduire à son domicile par ses enfants.

Etat actuel. Peau jaune sur toute sa surface, mais cette teinte est surtout manifeste à la face et sur les conjonctives. Urines foncées. A la percussion et à la palpation, on trouve que le foie est petit, rétracté, se dérobant sous les côtes droites ; il y a en outre, une notable quantité de sérosité dans la cavité péritonéale. Appétit bon, digestion suffisante, bon sommeil. Respiration facile. Pas d'épistaxis, beaucoup d'affaiblissement.

Examen des yeux. Pupilles égales, contractiles. A l'éclairage latéral, pas de cataracte. Pendant le jour, Ch... voit parfaitement, il reconnaît exactement les couleurs. Mais, dès qu'arrive le crépuscule, la cécité est complète, si bien qu'à dîner il ne mange pas, parce qu'il ne voit pas ce qu'il y a dans son assiette. Même placé à côté de la bougie, il ne peut lire son journal. — L'examen opththalmoscopique n'a pas été fait.

A la fin de la cure thermale, nous constatons une notable augmentation de l'ascite et un peu d'œdème aux membres inférieurs ; l'héméralopie persiste.

De retour dans son pays, vers le 12 *septembre*, l'épanchement augmenta avec rapidité. Le 14 *octobre*, il avait acquis de telles proportions qu'une ponction fut jugée nécessaire et exécutée sur le champ. Mais le liquide se reproduisit très vite, et ce malade succomba le 28 *octobre*.

3

Ces faits nous démontrent que l'héméralopie n'est pas spéciale à certaines affections chroniques du foie nettement déterminées, puisque notre premier malade était atteint d'hypertrophie simple, le second de cirrhose hypertrophique et le troisième, enfin, de cirrhose atrophique. Cette diversité d'origine nous donne à supposer qu'on peut retrouver la cécité nocturne dans bien d'autres altérations de ce viscère.

Autre remarque : l'héméralopie a suivi, dans deux cas, constamment la même marche. D'abord, les accès ont été passagers, cédant à des circonstances accessoires ou à l'emploi du foie de bœuf cru, par exemple (voir Obs. II), puis, tout à coup, ils deviennent persistants. Une seule fois, il n'y a pas eu d'intermittence bien tranchée (voir Observ. III).

Chez l'un de nos malades où l'examen ophthalmoscopique a été pratiqué par M. Poncet, les lésions rétiniennes qui ont été trouvées sont : gracilité des artères, état variqueux des veines, œdème péripapillaire (voir Obs. I), et sembleraient indiquer que l'héméralopie d'origine hépatique est tout à fait semblable, au point de vue anatomique, à l'héméralopie essentielle.

Contrairement à ce qui s'était passé l'an dernier, le traitement général (eau de Vichy, intus et extra) n'a pas amené d'amélioration appréciable de la vision, excepté chez le sujet de l'Observation I. Il est vrai qu'en dépit de nos efforts, les lésions hépatiques et l'ictère ont persisté, chez les deux autres malades, pendant toute la durée de la cure.

CHAPITRE V

HÉMATÉMÈSES

**PRODUITES PAR UN LAVAGE DE L'ESTOMAC
CHEZ UN MALADE ATTEINT D'ULCÈRE SIMPLE**

De toutes les maladies de l'estomac, l'ulcère simple est la seule où les auteurs soient divisés sur l'opportunité du lavage. Il y a une douzaine d'années, lorsque ce procédé thérapeutique n'était encore qu'à la période d'essai, qu'il n'était pas entré dans le domaine de la médecine courante, Kusmaul n'hésitait jamais à laver les estomacs ulcérés, pourvu qu'ils fussent dilatés. A vrai dire, les faits qu'il cite dans son travail se rapportent à des lésions anciennes, à des ulcérations guéries, ce qui explique jusqu'à un certain point l'innocuité parfaite de ses nettoyages, quoiqu'il opérât avec la pompe. Mais l'ulcère eût-il été d'origine récente, non cicatrisé, s'il y avait eu dilatation du ventricule, il aurait appliqué sa méthode, c'est dire qu'il ne regardait pas les altérations de tissu comme une contre-indication absolue au pompage, et qu'il ne redoutait ni les hématémèses, ni les perforations de l'estomac pendant toute la durée de l'opération.

Depuis Kusmaul, d'autres praticiens ont pratiqué des lavages de l'estomac dans la gastrite ulcéreuse, et n'ont pas eu à déplorer d'accident immédiat ou éloigné ; ils ont même enregistré de réels succès. En 1880, M. Bucquoy communiquait à la Société de thérapeutique une observation d'ulcère simple où le lavage avait amené la cessation des vomissements.

En 1881, M. Bouicli signalait, dans *Le Progrès Médical*, les bienfaits du lavage chez un sujet atteint d'ulcère simple et qui était arrivé à la dernière période de la cachexie. Ce malade avait eu cinq ou six hématémèses ; il vomissait tout, même les quelques cuillerées de lait qu'on essayait de lui faire prendre ; il était d'une maigreur squelettique et paraissait voué à une mort très peu éloignée. Sous l'influence des lavages, son état de santé s'améliora ; il mangea, digéra, engraissa et put se remettre au travail. Depuis lors, ce malade étant devenu tuberculeux, a été revu par M. Broca dans le service de M. Debove. Malgré son ulcère stomacal, on le suralimente chaque jour au moyen de la sonde, et on lui fait digérer des quantités colossales de nourriture. Le lavage au moyen du tube de Faucher a produit dans cette circonstance un résultat si heureux, que M. Broca se demande pourquoi cette méthode serait contre-indiquée dans l'ulcère simple, tandis qu'on l'admet pour le cancer, même ulcéré, de l'estomac.

Malgré ces cas favorables, M. Germain Sée, dans son Traité des dyspepsies, repousse le lavage dans l'ulcère simple, parce qu'on risquerait de compléter la destruction d'une paroi vasculaire et de provoquer ainsi une hémorrhagie. Ce dernier accident est à craindre, le fait suivant en est une preuve :

OBSERVATION. — Amb..., 42 ans, domicilié à Paris, se rendit à Vichy le 15 mai 1882.

Antécédents. Ce malade a fait quelques excès alcooliques et a abusé de la cigarette ; il lui est arrivé souvent d'en fumer quarante ou cinquante dans la journée. En 1870, il subit le siège de Paris, mais il n'en éprouva aucune fatigue.

C'est en 1872 qu'il ressentit pour la première fois les atteintes de l'affection qui l'amène à Vichy ; l'appétit diminuait, la digestion devenait plus laborieuse, il se plaignait de crampes à la région épigastrique et vomissait les liquides de préférence aux solides. Néanmoins, il ne fut pas obligé de s'aliter et il put vaquer à ses occupations de bureau.

En 1878, ces malaises ayant augmenté, il consulta son médecin qui lui prescrivit le régime lacté. Ce traitement n'améliora pas sensiblement son état, car, en 1880, les vomissements alimentaires, de liquides surtout, étaient incessants, et les douleurs épigastriques étaient aussi violentes que répétées. C'est à cette époque que surgit un accident sérieux : un soir, en se mettant au lit, il rejeta une grande quantité de sang noir avec caillots. Cette hématémèse n'eut aucune suite fâcheuse. Cependant, il fut un peu effrayé et il consulta à nouveau son médecin qui lui conseilla une saison à Vichy pour 1881. Amb..., n'étant pas riche, demanda à être hospitalisé en qualité de militaire médaillé ; cette faveur lui ayant été refusée, il resta à Paris. En 1882, son état ayant empiré, il vint à Vichy à ses frais, le 15 du mois de mai.

Etat à son arrivée. Ce malade est très amaigri et très anémié. Il n'a pas d'appétit, digère mal, il vomit tout ce qu'il absorbe, même le lait. Il se plaint de douleurs constrictives violentes à l'épigrastre, sur le devant du thorax et dans le dos. Ces souffrances sont parfois tellement vives, qu'il est obligé de se courber pendant la marche. Il étouffe à chaque instant.

A la palpation, je constatai une dilatation très nette de l'estomac, mais pas d'induration suspecte. Malgré cette circonstance favorable, je ne dissimulai pas à Amb... la gravité de son état, tout en lui faisant entrevoir la possibilité de sa guérison. Je lui ajoutai que les moyens ordinaires ne réussiraient probablement pas à modifier avantageusement sa maladie, que l'eau de Vichy en bains et en boissons serait peut-être impuissante, et qu'à bref délai, je serais invraisemblablement obligé de recourir au lavage de l'estomac ; que cette perspective n'avait rien d'effrayant, car l'introduction de l'instrument est aussi peu douloureuse qu'inoffensive. En attendant, je lui recommandai de renoncer à la cigarette et aux liqueurs, de continuer le régime lacté et de boire de l'eau de l'Hôpital à petites doses. Je l'invitai en outre à venir me trouver sous trois jours, si les vomissements persistaient et si les douleurs épigastriques augmentaient.

Le *19 mai*, il m'annonça que son état s'était aggravé plutôt qu'amendé et qu'il désirait que je lui fisse au plus tôt des lavages de l'estomac, que, du reste, il était résigné à toute espèce d'opération tant il était souffrant. Je l'engageai alors à se rendre à l'hôpital le lendemain matin, à 8 heures et à jeun.

Il fut exact au rendez-vous. J'introduisis le tube Faucher sans la moindre difficulté et sans provoquer ni nausées, ni vomissements. Par l'entonnoir, je vidai peu à peu de l'eau de la fontaine de l'Hôpital ; j'arrêtai l'écoulement lorsque j'en eus vidé un litre et demi ; j'abaissai ensuite le tube et recueillis le liquide évacué. Grand fut mon étonnement lorsque je vis sortir une substance noire comme du marc de café délayé et pas autre chose.

Je crus un instant à un cancer ulcéré méconnu. Une fois l'estomac vide, je recommençai l'opération en me disant que si le malade était réellement atteint de cancer, les lavages ne pouvaient que lui être utiles, mais qu'en tout cas, ils ne lui seraient pas préjudiciables. Le second liquide que je retirai contenait moins de substances noires que le premier, mais il y en avait encore en notable proportion, mélangées qu'elles étaient à des glaires et à des détritus alimentaires.

Pour la troisième fois, je recommençai le lavage en ne dépassant pas, comme pour les deux premiers, la dose d'un litre et demi d'eau de l'Hôpital. Cette fois, je retirai un liquide fortement teinté en rouge et une dizaine de caillots noirâtres de la grosseur d'un petit porte-plume qui s'étaient introduits dans le tube et avaient été entraînés par le courant. Ils étaient d'origine toute récente.

Je cessai aussitôt les lavages. Pendant tout le temps qu'ils avaient duré, le malade ne s'était plaint d'aucune douleur, il n'avait ressenti aucune faiblesse, aucune fatigue.

Sur mes conseils, il rentra à son hôtel où il vomit encore quelques gorgées de sang noirâtre, avec des caillots. La journée se passa assez bien, il mangea et digéra, ce qu'il n'avait pas fait depuis des mois et même des années. Il respirait aisément

Le 21, il en fut de même, mais le soir, au moment où il se mettait au lit, il vomit une demi-cuvette de sang avec des caillots abondants. Peu après il s'endormit, et le lendemain, 22, il se leva comme de coutume pour aller à la source de l'Hôpital. Il n'était pas très affaibli, néanmoins il se sentait mal à l'aise, l'appétit avait cessé brusquement ; il ne but que du lait. Le soir, l'hématémèse se renouvela plus abondante encore que la veille.

Le 23, il était plus pâle que d'habitude, avec des tendances à la syncope ; il se plaignait en effet de vertiges, d'éblouissements, de tintements d'oreilles, d'engourdissement dans les membres. Les muqueuses labiales, gingivales et palpébrales étaient d'un blanc mat, le pouls était filiforme et fréquent. L'estomac était notablement ballonné par le sang qu'il renfermait.

Craignant une nouvelle hématémèse, et à bref délai, je restai près de lui pendant une heure, lui administrant une potion au perchlorure de fer, du lait glacé et un julep avec quinze centigrammes d'extrait thébaïque

Je continuai cette médication pendant une dizaine de jours ; néanmoins, les hématémèses se reproduisirent à deux reprises différentes à peu près aussi abondantes que précédemment.

Le *10 juin*, toute crainte d'hémorrhagie nouvelle ayant cessé, Amb... quittait Vichy.

A quoi attribuer cette série d'hématémèses, qui faillirent enlever ce malade ? Je ne pense pas qu'on puisse incriminer le cathétérisme ; le tube en caoutchouc dont je me sers est très souple, il ne présente à son extrémité inférieure aucune saillie capable de léser la muqueuse de l'estomac ou de déchirer une cicatrice quelconque.

Dans d'autres circonstances, il m'est arrivé parfois de provoquer des vomissements d'une demi-cuillerée ou même d'une cuillerée de sang ; mais cette légère hémorrhagie était le résultat de nausées incessantes occasionnées par le passage du tube Faucher. Ces vomissements ne se répétaient plus une fois qu'il était retiré.

Chez mon malade, il ne s'est passé rien de semblable ; le cathétérisme s'effectua sans la moindre difficulté, il n'eut, ni pendant, ni après l'introduction de l'instrument, aucune nausée ; ce n'est donc pas dans l'effort qui accompagne toute nausée qu'il faut rechercher la cause de la réouverture de son ulcère au moment où je lavais son estomac.

J'attribue à la rapidité de l'écoulement, à la trop grande quantité de liquide introduit, à une pression trop forte, la première hémorrhagie qui s'est déclarée chez ce malade, et qui a été suivie de quatre autres à très bref délai. Avant cet accident, voici comment je procédais : une fois mon tube introduit et pendant qu'un aide le tenait élevé, un autre vidait de toute la force de son poignet, le liquide descendait avec beaucoup de vitesse, et en très peu de temps un litre et demi et même deux litres d'eau étaient rentrés dans l'estomac. Pour une muqueuse saine ou à peu près, cette pression n'avait rien d'exagéré ; mais, chez Amb..., qui depuis des mois et des années vomissait tout, même le lait, qui était anémié, affaibli, amaigri, n'était-ce pas faire supporter un poids trop considérable à un viscère altéré dans ses fonctions et sa texture ? Assurément oui. Aussi dans des cas analogues, afin d'éviter la possibilité d'une déchirure de cicatrice, j'ai modifié mon manuel opératoire de la façon suivante : au lieu de laisser le tube Faucher au-dessus de la tête du malade, je le maintiens à la hauteur de la bouche, en recommandant de verser peu à peu, de telle sorte que l'écoulement s'effectue lentement, et lorsque l'estomac contient environ un demi-litre de liquide, j'abaisse le tube et j'établis le siphon.

Depuis le cas malheureux que je viens de rapporter, j'ai toujours procédé ainsi vis-à-vis des gens qui m'étaient adressés avec le diagnostic ulcère de l'estomac. Une seule fois, il m'est arrivé d'être obligé de supprimer les lavages, parce que je provoquais des envies incessantes de vomir et que je redoutais la déchirure d'une cicatrice sous l'influence des efforts du malade. Mais jamais il n'est survenu d'hématémèses.

Dans l'ulcère simple, le lavage de l'estomac doit-il être proscrit comme le professe M. Germain Sée, de crainte de provoquer des hémorrhagies, ou bien est-il applicable à tous les cas, comme semble le croire M. Broca ? L'exemple que nous venons de signaler paraîtrait donner raison à M Germain Sée. Néanmoins, nous pensons que ces deux opinions sont trop absolues. Quand l'ulcère est de date récente, qu'il provoque fréquemment des hématémèses, on doit négliger le lavage, de peur de remuer un caillot providentiel, et s'en tenir aux moyens ordinaires. Mais, lorsque la lésion est ancienne, donnant lieu à des hémorrhagies à des intervalles éloignés, et que, en dépit de la thérapeutique usuelle, le malade vomit liquides et solides depuis des années, qu'il s'émacie et se cachectise, le lavage de l'estomac doit être sérieusement tenté, et je ne doute pas qu'il réussisse dans plus d'un cas.

CHAPITRE VI

AMYOTROPHIES CONSÉCUTIVES

A DEUX ACCÈS DE GOUTTE

SIMULANT L'ATROPHIE MUSCULAIRE PROGRESSIVE

Vers 1839, John Hunter signalait l'atrophie musculaire dans les maladies des jointures, et bien qu'il semblât l'attribuer à une paralysie, son explication manque de netteté et de précision. Au temps de Bonnet (1845), l'immobilisation prolongée du membre blessé était la cause des désordres musculaires ultérieurs. Dans sa thèse d'agrégation (1869), M. Aug. Ollivier regarde l'atrophie musculaire comme un accident fréquent dans les maladies des jointures. « Ls système musculaire, dit-il, éprouve le contre-coup de presque toutes les affections qui peuvent atteindre les jointures. Une maladie articulaire se déclare et l'on voit survenir consécutivement une atrophie considérable de certains muscles » ; et il ajoute plus loin : « qu'on constate également cette complication dans le rhumatisme articulaire primitif. » Mais il s'abstient de préciser les conditions dans lesquelles elle survient. En 1873, M. Sabourin étudie l'atrophie musculaire d'origine rhumatismale ; elle provient, d'après lui, d'une arthrite spéciale. Dans certains cas, le rhumatisme articulaire aigu peut donner lieu à cet accident.

Il n'est pas besoin d'une certaine catégorie d'arthrites pour déterminer ce phénomène pathologique ; toutes les lésions articulaires, même les plus légères et les plus insignifiantes en apparence, peuvent le produire.

Il faut arriver jusqu'en 1877 pour trouver une étude complète sur les amyotrophies d'origine articulaire. M. Valtat, dans sa thèse inaugurale, donne de cette complication la meilleure description : « Une arthrite se déclare, dit-il, l'on voit survenir très rapidement, dans quelques-uns des muscles destinés à la jointure affectée, une série de modifications dont les principales sont un affaiblissement plus ou moins marqué de la contractilité, parfois même une véritable paralysie, puis bientôt une atrophie véritable des mêmes muscles. » Les expériences nombreuses auxquelles M. Valtat s'est livré sur des cobayes et sur des chiens, n'ont fait que confirmer les données de l'observation. Ainsi donc, en clinique comme en physiologie expérimentale, l'inflammation des jointures exerce une action rapide et profonde sur la nutrition du système musculaire.

Par quels intermédiaires s'opère cette dénutrition ? En 1882, M. Charcot, dans ses leçons recueillies par son préparateur, M. Féré, nous explique que c'est par l'intermédiaire de la moëlle. « Les troubles musculaires, dit-il, qui surviennent au voisinage des jointures enflammées sont de deux ordres, les contractures, les paralysies amyotrophiques ; les unes et les autres relèvent d'une affection spinale déterminée par voie réflexe. » Notre savant maître a fait ressortir en outre, qu'à côté des paralysies amyotrophiques de cause articulaire, il existe des contractures spasmodiques qui se rattachent également à une altération des jointures ; il a mis enfin en relief la relation qui paraît exister entre ces deux ordres de faits, en apparence si éloignés l'un de l'autre.

Ces lésions musculaires consécutives à des maladies articulaires sont parfois une cause d'embarras pour le diagnostic. M. Valtat raconte, dans sa thèse, qu'un jour le professeur Le Fort fut consulté pour une prétendue luxation de l'épaule. Après un examen minutieux de l'article, ce chirurgien constata une atrophie du deltoïde, mais pas de déplacement de la tête de l'humérus ; c'est cet aplatissement du deltoïde qui avait causé la méprise.

Lorsqu'à la suite d'une phlegmasie aiguë des articulations des poignets et des épaules, il survient de l'atrophie des muscles interosseux, dans ceux des éminences thénar et hypothénar, dans les extenseurs des doigts et dans les deltoïdes, une méprise au moins aussi grave peut se produire. En effet, si on n'a pas assisté à l'évolution de l'arthrite, ou si, au moment de l'examen, il n'en existe plus de traces, on peut croire à une atrophie musculaire progressive. Une erreur de ce genre serait très préjudiciable au malade, car l'atrophie musculaire de cause articulaire est curable, en tout cas, elle est moins grave que la précédente affection. Beaucoup de circonspection est donc nécessaire ; qu'on en juge par le fait suivant :

OBSERVATION. — M..... (Pierre), 55 ans, employé, vint à l'hôpital de Vichy le 1er juillet 1883.

Ce malade a joui d'une excellente santé jusqu'en 1876. A cette époque, il éprouva pour la première fois des coliques hépatiques, dont les accès duraient en moyenne trois ou quatre heures. Il se rendit à Vichy pendant trois années consécutives (1876-1877-1878). Depuis ce moment les accès ont été plus rares et plus faibles. Durant l'hiver 1880, il ressentit des douleurs dans les épaules et les poignets. Il s'y déclara du gonflement et de la chaleur. Au bout d'une dizaine de jours, tout était dissipé, il pouvait reprendre ses fonctions. Pendant l'hiver 1881, nouvelle atteinte, mais elle fut plus longue et plus pénible que la précédente. Elle dura un mois. Comme en 1880, les deux épaules et les deux poignets furent pris simultanément, mais ce fut également le côté droit qui souffrit le plus, les douleurs étaient intolérables. C'est à partir de ce moment que les épaules s'affaissèrent, que les avant-bras s'atrophièrent, que les doigts devinrent crochus.

Dans ces deux accès, tout mouvement spontané était impossible, ceux qui étaient provoqués étaient très pénibles. Ce malade avait une fièvre vive et était obligé de garder le lit. Son médecin lui prescrivit du papier Fayard sur les épaules, des frictions avec du baume tranquille et de l'huile camphrée, des purgations. Les membres inférieurs n'ont présenté rien de semblable.

Etat à son arrivée à l'hôpital. Homme grand et fort.

1° *Epaules*. Le deltoïde est notablement atrophié. Lorsqu'on fait contracter ce muscle, il ne fait pas de saillie prononcée, cependant il répond à l'action galvanique. Les mouvements de l'épaule sont limités, surtout celui qui consiste à porter le moignon en arrière et en haut. Les mouvements provoqués sont indolents et très étendus ; au moment où ils sont exécutés, on entend quelques légers craquements articulaires.

2° *Bras*. Tous les muscles ont conservé leur vigueur normale, le biceps notamment, se contracte très énergiquement. La forme des bras n'est pas modifiée ; à la mensuration on trouve : grande circonférence du bras droit, 25 centim. ; du bras gauche, 24 centim.

3° *Coudes*. Rien de particulier à signaler.

4° *Avant-bras*. La région palmaire a conservé sa forme habituelle ; les muscles fléchisseurs répondent à une action galvanique de moyenne intensité. La région dorsale présente une vaste rigole entre le cubitus et le radius, provenant de l'atrophie des muscles extenseurs qui n'ont conservé qu'une contractilité électrique fort limitée. Il s'ensuit de cette disposition que les avant-bras offrent en arrière un aplatissement très marqué. A la mensuration, on trouve pour la grande circonférence de l'avant-bras droit : 21 centimètres ; de l'avant-bras gauche : 20 centimètres.

5° *Poignets*. Les mouvements d'extension sur l'avant-bras sont peu étendus, ceux de flexion sont à peu près normaux. On ne constate ni roideur ni adhérence.

6° *Mains*. Les muscles des éminences thénar et hypothénar sont notablement atrophiés ; le pouce est appliqué le long de l'index, il ne peut exécuter de mouvements d'opposition. L'espace compris entre le premier et le deuxième métarcapien est vide. Tous ces muscles sont peu sensibles à l'action galvanique.

7° *Doigts*. Ils sont à demi fléchis, la phalange unguéale dirigée vers la paume de la main, ce qui donne à cette dernière une disposition en griffe. Après de grands efforts, le malade peut ramener ses doigts jusqu'à la paume de la main, mais il ne peut les redresser qu'à demi. M... saisit les objets avec peine, écrit lentement et difficilement, mange peu commodément ; il ne peut s'habiller. Les articulations des phalanges avec le métarcape, pas plus que les articulations des phalangettes avec les phalangines, ne présentent ni tophi, ni ostéphytes. Au dynamomètre, la main droite pèse 15 kilos, la main gauche 10 kilos.

Rien du côté des *membres inférieurs*. Sur l'oreille droite, M... porte un petit dépôt tophacé de la grosseur d'un grain de chénevis.

Cet homme a bon appétit, digère bien, dort toute la nuit ; il se plaint seulement d'une douleur constante au niveau de la septième vertèbre cervicale. Contre ces amyotrophies de cause articulaire, je prescrivis des douches chaudes ; et, au moment de quitter Vichy, j'engageai M... à se soumettre à l'électrisation. J'ignore s'il a exécuté cette dernière et importante prescription ; quoiqu'il en soit, il m'écrit, à la date du 6 *décembre*, qu'il s'aide mieux de ses membres supérieurs.

Réflexions. — Pendant plusieurs jours, le diagnostic fut hésitant. Cette atrophie des interosseux, des muscles des éminences thénar et hypothénar, l'affaiblissement des extenseurs des doigts, l'aplatissement des deltoïdes, la forme en griffe des mains, donnaient une attitude, une physionomie spéciale à ce malade, et me portaient à admettre l'existence d'une atrophie musculaire progressive. — Cependant, ce qui m'éloignait un peu de cette dernière affection, c'est que M... n'avait jamais exercé une profession pénible, et qu'à aucune époque de sa vie, son système musculaire n'avait été surmené par des travaux fatigants. Aussi, lorsque j'appris que cet homme avait eu en 1880 et 1881 des fluxions inflammatoires aux poignets et aux épaules, je n'hésitai pas à attribuer ces amyotrophies diverses s'accompagnant d'affaiblissement dans les mains, de difficultés dans la préhension des objets, à une cause articulaire. Je modifiai alors mon pronostic dans un sens plus favorable.

Je n'ai pas eu l'occasion de voir ce malade au moment où il souffrait de ses douleurs dans les poignets et les épaules, et si je crois qu'en 1880 et 1881 on a eu affaire à des accès de goutte et non à du rhumatisme articulaire aigu, c'est parce qu'il porte sur le pavillon de l'oreille droite un tophus caractéristique. — Ajoutons qu'il a une profession sédentaire, lucrative, que sa table est bonne, toutes choses prédisposant à la goutte. Il est vrai que cette maladie se fait généralement sentir tout d'abord aux membres inférieurs, mais il y a tant d'exceptions à cette règle ! Au surplus, cet homme ne s'expose jamais ni au froid ni à l'humidité, ce qui exclut l'idée d'un rhumatisme articulaire.

En tant qu'amyotrophie succédant à une phlegmasie aiguë du poignet et des épaules, le fait n'a rien d'extraordinaire ; les muscles détruits sont, pour la main : les interosseux, les masses profondes des éminences thénar et hypothénar ; pour l'épaule le deltoïde. C'est dans l'ordre des choses. Mais il diffère des autres du même genre, par les considérations suivantes : 1º les paralysies amyotrophiques de cause articulaire peuvent, quand elles atteignent les membres supérieurs, simuler l'atrophie musculaire progressive ; 2º survenant à la suite de plusieurs accès de goutte, elles constituent une rareté pathologique, si on en juge par le silence gardé jusqu'ici par les auteurs.

CHAPITRE VII

LA DOCTRINE DE L'ACÉTONÉMIE

A PROPOS D'UN CAS DE COMA DIABÉTIQUE (1)

Dans ces dernières années, la science s'est enrichie d'une nouvelle et précieuse découverte : c'est le coma diabétique, accident rare, et, c'est probablement grâce à ce fait qu'on n'est pas encore fixé sur la pathogénie de cette manifestation ultime et exceptionnelle de la glycosurie confirmée.

Kusmaul est le premier qui ait étudié sérieusement cette question. Avant lui, on trouve dans les auteurs des observations où le coma est signalé plutôt à titre de curiosité que comme entité morbide distincte. Les classiques sont, pour la plupart, muets à son sujet, et si Grisolle en parle, c'est pour l'attribuer à l'apoplexie séreuse. Ailleurs, les cas dans lesquels le coma est relaté soigneusement sont généralement trop sommaires pour servir à l'histoire de cet accident.

Non-seulement Kusmaul l'a décrit cliniquement, mais encore il lui donne une génèse. C'est à la présence de l'acétone dans le sang, à son accumulation, qu'il impute son apparition aussi soudaine qu'inattendue. Les expériences auxquelles il s'est livré sur les animaux, sans combattre absolument sa théorie, ne plaident pas complètement en sa faveur. On remarque, en effet, que chez tous les chiens à qui il avait administré de l'acétone, soit en injection hypoder-

---

(1) En collaboration avec M. A. MALLAT.

mique, soit en inhalation, il se produit, au bout de quelque temps, de l'ivresse, de l'assoupissement, de la paralysie des membres, de la respiration irrégulière.

La plupart de ces symptômes se rencontrent, il est vrai, dans le coma diabétique. Mais l'ordre dans lequel ils se manifestent est interverti. C'est ainsi que la respiration fréquente, profonde, qui est le phénomène initial du coma diabétique, ne se produit chez les animaux acétonisés qu'après l'assoupissement et la paralysie des membres. Malgré cela, presque tous les auteurs français, et, entre autres, MM. Bourneville, Teinturier et Lécorché, acceptent la doctrine Kussmallienne. A l'étranger, elle est discutée et diversement jugée, bien que dans les cas de Berti, Donkin, Costes, Cantani, Petters, cités par M. Cyr, on eût flairé l'odeur de l'acétone chez les malades qui succombèrent.

Pas plus que les expériences sur les animaux, l'anatomie pathologique ne semble donner raison à la doctrine de l'acétonémie. Sur les trente-deux cas que rapporte M. Cyr, dans son intéressante monographie, huit fois on procéda à l'examen des organes. Une seule fois, c'est le cas de Berti, on constata la présence d'un composé toxique assez analogue au chloroforme et à qui on imputa la production des accidents comateux.

Pour Frerichs, les corps qu'on a accusés de reproduire ce coma, acétone, acétylacétate de soude, acide acétylacétique, sont inoffensifs. On aurait affaire à une intoxication par décomposition du sang dont les substances ci-dessus sont les produits terminaux, le processus en lui-même restant inconnu jusqu'à nouvel ordre. Les expériences sur lesquelles Frerichs s'appuie ont été faites par Brieger. Des animaux d'abord, puis des hommes bien portants, et en dernier lieu, des diabétiques, ont ingéré jusqu'à 20 gr. d'acétone par jour ; les sujets soumis à l'expérimentation n'ont été nullement incommodés et quelques traces d'acétone ont seules passé.

Dans un remarquable article publié par le *Progrès Médi-*

cal (1), M. Brissaud, passant en revue les diverses théories auxquelles le coma diabétique a donné naissance (urémie, déshydratation des tissus, acétonémie) ne se prononce en faveur d'aucune d'elles, quoique, visiblement, il semble ne point pencher du côté de la doctrine de Kussmaul.

M. Dreyfous, dans sa thèse d'agrégation, est plus catégorique, sans cependant se montrer très enchanté de l'explication qu'on donne du coma diabétique. Bien que, dit-il, des objections puissantes minent la doctrine de l'acétonémie, si l'on entend parler exclusivement d'un empoisonnement par l'acétone, est-ce à dire qu'il faille rayer ce terme de la pathologie, alors que la plupart des auteurs français l'admettent et que la clinique l'appuie de sa haute autorité? Nous ne le croyons pas. On peut avec avantage garder cette expression qui rappelle un fait d'observation, l'odeur des malades, et s'applique à un état pathologique qu'on peut, à bon droit, ranger à côté de l'urémie. N'est-ce pas ainsi que l'on procède pour l'urémie elle-même? Quel est, dans cette dernière, l'agent toxique réel? On peut le discuter, mais il importe de maintenir le terme d'urémie pour ces faits cliniques sur lesquels tous les auteurs sont d'accord.

Les partisans de la doctrine de Kussmaul appuient leur opinion sur l'odeur chloroformique des malades frappés de coma diabétique et la présence de l'acétone dans l'urine, indiquée par deux réactions, celle de Gerhardt et celle obtenue par l'acide sulfurique. En ce qui concerne l'odeur de chloroforme, de vinaigre chaud, ce signe n'est pas aussi constant qu'on semble le croire ; car, sur les 32 cas de coma diabétique collationnés par M. Cyr, il n'est signalé que quatre ou cinq fois au plus. Quant à la présence de l'acétone dans les urines, il n'y a pas que chez les diabétiques qu'on l'observe. On en trouve, en effet, des traces chez des gens bien portants, les dyspeptiques, et, enfin, on en rencontre des proportions notables dans les maladies n'ayant rien de commun avec la glycosurie. M. Jaksch prétend qu'elle

____

(1) BRISSAUD. — *Progrès Médical* de 1881, n° 49, p. 867.

existe en excès dans la fièvre, qu'elle qu'en soit la cause, et dans certains carcinomes (2).

Cette hyperacétonurie influe-t-elle sur la marche, le pronostic de ces diverses affections ? Rien ne l'indique. Quoi qu'il en soit, il n'y a pas, comme l'avance M. Dreyfous, le moindre rapprochement pathogénique à établir entre l'acétonémie et l'urémie. Dans cette dernière forme morbide, il y a au moins deux phénomènes constants : la sécrétion de l'urine est diminuée, et l'urée qu'on y trouve est en moins grande proportion qu'à l'état normal. Tandis que dans l'acétonémie, on est encore à se demander où est le signe clinique, palpable, de cette intoxication, et, quant au produit exceptionnel que l'analyse chimique décèle dans l'urine et qui se caractérise par la coloration rouge-brun que le perchlorure de fer communique au liquide et la teinte rosée que prend l'urine quand on la traite par l'acide sulfurique, rien ne prouve que ce soit de l'acétone. Pour établir le diagnostic, on est obligé, non-seulement d'examiner soigneusement les symptômes qui ont précédé le coma, tels que l'excitation, la dyspnée, mais encore de s'enquérir des circonstances qui l'ont provoqué, telles qu'une course pénible et rapide, un voyage long et fatigant.

Au double point de vue anatomique et symptomatique, l'exemple du coma diabétique que nous rapportons ci-dessous ne diffère pas sensiblement de la plupart de ceux qui sont cités par M. Cyr, mais il est loin de plaider en faveur de la doctrine de Kussmaul.

OBSERVATION. — Le 23 juillet dernier, à 4 heures du soir, on vint nous chercher pour soigner un étranger arrivé de la veille, qui, disait-on, ne jouissait pas de la plénitude de ses facultés intellectuelles. Sur le champ, nous nous rendîmes au domicile qui nous était indiqué. Nous y trouvâmes le sieur K..., originaire de Nuits, accroupi sur le seuil de la porte d'un des locataires de la maison. Il n'avait que son pantalon et sa chemise, pas de chaussures ni de chapeau ; il était dans l'attitude d'un homme ayant fait de récentes et

____

(2) VOGT. — *Progrès Médical* du 23 juillet 1883.

copieuses libations. Nous l'invitâmes à se lever et à nous suivre jusque dans sa chambre ; il ne nous répondit pas. Le propriétaire du garni le prit alors par le bras, le descendit à l'étage au-dessous qu'il habitait, et le déposa sur son lit. Après quelques minutes de repos, nous l'interrogeâmes, mais nous ne pûmes obtenir de lui aucune réponse sensée. A chacune de nos questions, il répétait cette phrase « *Ah vrai ! ce n'est pas à faire.* »

Très embarrassé, nous nous adressâmes alors au maître de la maison et nous apprîmes que ce malade était venu l'an dernier à Vichy, qu'il avait été soigné à l'hôpital militaire pour le diabète. Ne nous expliquant pas très exactement le motif pour lequel il avait été admis dans cet établissement où on ne reçoit que des soldats, nous sûmes bientôt qu'il avait servi pendant trois ou quatre ans dans un régiment d'artillerie et qu'il était très sobre.

K... était âgé de 25 ans, et, depuis sa libération, exerçait la profession de tonnelier. Il était arrivé la veille à neuf heures du soir, après un voyage en chemin de fer de 14 heures, pendant lequel il avait enduré la faim et la soif. Il était harassé de fatigue, mais ne présentait pas d'incohérence dans son langage, sa tenue était correcte. Il prit du bouillon et alla se coucher. Pendant tout le temps qu'il causa avec le maître du garni, on remarqua qu'il respirait péniblement et souvent ; il expliqua cette gêne par un rhume qu'il avait contracté dans l'hiver.

La nuit fut bonne, il dormit. A cinq heures il se leva, but du lait en abondance et remonta dans sa chambre en disant : « Nous avons couché trois ensemble, le chef de gare et un autre. » On crut qu'il était fou. Il se recoucha. A onze heures, il descendit de nouveau dans la salle à manger, il absorba de l'eau et du vin, ne proféra pas une seule parole et se retira.

Depuis ce moment jusqu'à l'heure de notre visite (4 heures du soir), il ne fit que monter et descendre les escaliers, tenant des propos incohérents, ayant une tenue des plus débraillées, ouvrant la fenêtre pour respirer, prétendant qu'il suffoquait, allant boire à la fontaine tant il était altéré.

Ayant fait déshabiller ce malade, nous procédâmes à son examen. Il est d'une maigreur squelettique, ses muscles sont ceux d'un enfant de dix à douze ans. Il n'exhale pas d'odeur d'alcool, d'éther ou de chloroforme. Cette remarque est faite non-seulement par nous, mais encore par les personnes qui nous entourent.

Aucune sensation douloureuse, pas d'œdème périmalléo-
laire, ni à la face. Les extrémités sont froides, légèrement
cyanosées, peu sensibles au pincement. La respiration est
profonde (40 par minute), le pouls est petit, régulier, fréquent (120 par minute) ; à l'auscultation, pas de bruit de
souffle au cœur, pas de râles dans les poumons et les bronches. Les pupilles sont égales, médiocrement contractiles,
pas de chaleur à la tête.

Voyant que nous avions affaire à du coma diabétique, nous
prévenons le maître du garni que ce jeune homme serait
vraisemblablement mort le lendemain et nous l'engageons à
le faire transporter d'urgence à l'hôpital civil. Il suivit notre
conseil, et, à six heures, ce malade y était installé. A sept
heures, nous le revoyons pour la seconde fois.

Il est dans le coma. Les paupières sont demi-closes, les
bras étendus le long du tronc sont immobiles, les membres
inférieurs sont également dans la position rectiligne. Les
uns et les autres sont insensibles au pincement, et retombent
inertes lorsqu'on les soulève. Les extrémités sont froides et
cyanosées.

Il ne profère aucune parole spontanément, il ne répond
pas quand on le questionne. La respiration est fréquente (42
par minute), le pouls est à 140, la température axillaire
atteint à peine 35°,8. Nous pratiquons le cathétérisme et re-
tirons 650 gr. d'urine acide qui, à l'analyse, donne le résultat
suivant :

Densité..	1022	
Sucre	31 gr. 03	
Albumine	0 gr. 52	par litre.
Urée	8 gr. 96	

Le perchlorure de fer donne la coloration rouge-brun
caractéristique de l'acétone, d'après Gerhardt. Cependant
l'urine possède une odeur normale, et le malade n'a pas non
plus d'odeur particulière.

Après vingt minutes d'état comateux absolu, il survient
un peu d'excitation. K... veut se lever, il s'agite dans son
lit, tient des propos incohérents. L'avant-bras droit est flé-
chi à angle droit sur le bras et s'oppose à son redressement. On remarque dans ce membre quelques secousses
convulsives. Rien de semblable dans les membres pelviens.
On lui donne du café, du punch.

Au bout de quelques minutes, le coma reparaît et dure
près d'une demi-heure ; un peu d'agitation lui succède. Cet

état comateux s'accompagnant d'excitation de temps en temps, persiste jusqu'au moment de la mort, qui a lieu le lendemain matin à 5 heures et demie.

AUTOPSIE. — *Examen des solides. Encéphale.* L'arachnoïde n'est adhérente nulle part à la substance cérébrale sous-jacente, elle n'est ni louche, ni épaisse, pas de sérosité dans la cavité sous-arachnoïdienne. Les vaisseaux de la pie-mère sont congestionnés.

Les circonvolutions cérébrales sont fermes et légèrement injectées. On ne trouve pas de foyer d'hémorrhagie ni de ramollissement dans aucun point du cerveau. Dans les ventricules latéraux, on peut recueillir deux ou trois grammes de sérosité sanguinolente.

Poumons. 1° Gauche. Adhérences pleurales nombreuses, surtout au sommet. Le parenchyme pulmonaire n'est ni congestionné, ni hépatisé. 2° Droit. Granulations tuberculeuses dans les trois lobes, mais plus spécialement dans le supérieur où elles constituent dans certains points des masses jaunâtres, tantôt dures, tantôt en voie de ramollissement ; les unes grosses, comme un haricot, les autres du volume d'une noisette. Les morceaux du poumon pris au voisinage de ces tubercules sont rouges à la coupe, denses et manifestement hépatisés.

Cœur. Il contient plusieurs caillots noirâtres très compactes.

A l'ouverture de l'*abdomen*, on constate que la cavité péritonéale ne renferme pas de sérosité. *Estomac.* Il contient des gaz, mais pas d'aliments, ni de liquides. *Foie, Rate.* Sains. *Reins.* Le droit pèse 220 gr., le gauche 212. Chez l'un et l'autre, pas d'adhérences de la capsule avec le tissu sous-jacent. La substance corticale est un peu pâle, la substance tubuleuse est au contraire rosée ; pas d'urine dans les bassinets.

Vessie. Dimension normale. Ce viscère contient 720 gr. d'urine limpide, acide et sans odeur spéciale.

2° *Examen des liquides. Urine.* Densité, 1021 ; sucre, 27. gr.75 ; albumine, 0 gr.30 ; urée, 7 gr.10 par litre. Le perchlorure de fer donne la coloration rouge-brun caractéristique de la présence de l'acétone d'après Gerhardt.

Bile. La vésicule contient très peu de bile. Ce liquide est fort épais, gluant, il a une coloration verte très accentuée, il est inodore. Avec de l'eau distillée, nous faisons une solution assez étendue où l'on ne constate ni sucre, ni albumine, ni réaction de Gerhardt.

Suc pancréatique. Le pancréas, coupé en tranches très fines, est mis en macération dans l'eau distillée pendant 12 heures. Nous filtrons ensuite le liquide et nous y recherchons en vain la prétendue réaction de l'acétone.

Liquide ventriculaire. Nous filtrons les quelques grammes de sérosité que nous avons trouvés dans les ventricules latéraux, et dans ce liquide nous versons quelques gouttes de perchlorure de fer : pas de coloration caractéristique.

Sang. Tout ce qu'il y avait dans le foie, les poumons, le cœur, le cerveau, a été recueilli. Nous l'avons laissé reposer 24 heures ; après ce laps de temps, le sérum était complètement séparé des éléments solides. Ce liquide examiné au perchlorure de fer, ne nous a pas fourni la réaction rouge-brun de Gerhardt.

I. Dans le cas en question, on pouvait hésiter un moment entre l'urémie et l'acétonémie. Les raisons pour lesquelles nous avons cru devoir rejeter la première affection sont les suivantes : Notre malade avait, il est vrai, 0 gr. 32 d'albumine par chaque litre d'urine, et en estimant à quatre litres ce qu'il devait uriner en 24 heures, il perdait donc plus d'un gramme d'albumine dans sa journée, ce qui est un chiffre assez élevé. D'un autre côté, l'urée était d'environ 8 gr. pour 1000 gr. d'urine, ce qui donne 32 gr. pour 24 h., poids plutôt supérieur qu'inférieur à la normale. Enfin à l'autopsie, les reins étaient sains, ce qui éloigne toute idée d'urémie.

Il ne restait donc que l'acétonémie qui pût expliquer ces accidents dyspnéi-comateux aussi imprévus, survenant tout d'un coup chez un homme affaibli par la glycosurie, arrivant d'un long voyage où il avait souffert à la fois de la soif et de la faim. Ce jeune homme serait-il donc succombé à une intoxication par l'acétone ou ses analogues ? Nous ne le pensons pas. Tout d'abord, il ne présentait pas l'odeur du chloroforme que l'on se plaît à regarder comme un signe caractéristique de l'acétonémie. L'haleine du malade n'offrait rien de particulier et son urine n'avait pas d'odeur spéciale.

Il est vrai que le perchlorure de fer produisait, au contact de l'urine recueillie de son vivant et après sa mort, la coloration rouge-brun signalée par Gerhardt et que, par l'acide sulfurique, il se formait dans toute la masse du liquide une petite teinte rosée devenant jaune orange par le perchlorure. Mais, nous prouverons tout à l'heure que ces deux réactions n'appartiennent pas à l'acétone. De plus, dans les humeurs, dans la bile, le sang, le suc pancréatique, le liquide céphalo-rachidien, nous avons été moins heureux que Berti, il ne nous a jamais été possible d'obtenir ces réactions que l'on a regardées longtemps comme caractéristiques de l'acétone. Ce n'est donc pas à un empoisonnement du sang par ce corps volatil qu'est dû le cas de coma diabétique dont nous venons de parler.

Au surplus, l'acétone introduite dans la circulation, peut-elle produire une intoxication quelconque ?

Kussmaul a obtenu, il est vrai, sur des chiens acétonisés, certains désordres dans la motilité, la circulation, la respiration, qui, au premier abord, pourraient le faire croire. Mais, tout récemment, Frerichs en a prescrit jusqu'à 20 grammes par jour à des malades, qui n'en ont ressenti aucun effet appréciable. Enfin, M. Jaksch a découvert souvent de l'acétone dans l'urine des fébricitants, des cancéreux, des diabétiques qui ne présentaient aucun malaise, aucun phénomène morbide insolite dont on put rendre l'acétone responsable. Chez des diabétiques fortement amaigris, très affaissés, souffrant depuis de nombreuses années, nous avons obtenu six ou sept fois la réaction de Gerhardt. Parmi nos diabétiques gras, nous n'avons pu en rencontrer un seul où cette réaction se produisit, quoique plusieurs d'entre eux fussent atteints de glycosurie depuis fort longtemps, qu'ils éliminassent chaque jour de grandes quantités de sucre, qu'ils souffrissent cruellement de la soif et fussent notablement affaiblis. Chez les uns comme chez les autres, le diabète suivait sa marche ordinaire. Cependant, il est bon de noter que, chez tous les malades dont l'urine nous donnait la coloration rouge-brun par le perchlorure de fer, cette réaction était persistante. Depuis plusieurs mois, nous l'observons chez le même diabétique maigre ; son intensité semble être indépendante des doses de sucre éliminées.

Mossler a découvert de l'acétone dans la salive des diabétiques. Il prétend même que c'est par les glandes salivaires et les reins que ce corps tend à s'éliminer. Chez plusieurs glycosuriques acétonuriques, nous avons administré du jaborandi et avons examiné ensuite leur salive. Chaque fois, le perchlorure de fer a produit la coloration rouge-brun de Gerhardt, mais légèrement atténuée ; quant à la teinte rose-clair, elle n'a pu être obtenue avec l'acide sulfurique. Pour contrôler ces résultats, nous avons alors soumis à l'action du perchlorure de fer la salive de gens sains, et constamment la coloration rouge-brun s'est produite et aussi nettement que quand nous nous servions de salive diabétique.

En tenant pour rigoureusement exact le mode d'élimination signalé par Mossler, on s'expliquerait difficilement une intoxication par l'acétone, puisque ce produit sort de l'économie par deux séries d'organes : les glandes salivaires et les reins. Il faudrait donc, pour qu'il y eût à un certain moment, accumulation dans le sang, que ces glandes fussent altérées dans leur texture. Or, les autopsies de coma diabétique pratiquées jusqu'ici ne mentionnent rien de semblable.

II. Lorsqu'on examine l'urine d'un sujet acétonique, voici ce qui se passe :

1° En ajoutant une ou deux gouttes de perchlorure de fer dans un tube contenant quelques centimètres cubes de ce liquide il se fait un précipité gris-blanchâtre qui disparaît si on verse un léger excès de perchlorure. Le liquide prend alors une belle coloration rouge-brun. Par ce procédé, on obtient dans les urines normales la première réaction, mais jamais la seconde, qui est caractéristique. En effet, si, dans ce second cas, on ajoute un excès de réactif, le précipité se dissout entièrement; mais le liquide prend la coloration jaune du perchlorure.

2° Avec l'acide sulfurique, voici ce qui a lieu. Dès qu'on a versé quelques gouttes de ce liquide dans l'urine acétonique, il se forme une coloration rosée très belle, qu'il ne faut pas confondre avec la coloration rouge-pâle que donnent certaines urines fortement chargées de matières organiques. Par l'addition de quelques gouttes de perchlo · rure de fer, cette teinte rosée devient d'un jaune- orange superbe, caractéristique.

Est-ce bien à de l'acétone que sont dues les deux réactions que nous venons de citer ? Si, dans un tube à expérience, on verse quelques centimètres cubes d'eau distillée, et qu'on y ajoute une forte proportion d'acétone, en ayant soin d'agiter pour faciliter le mélange, et qu'ensuite on laisse tomber plusieurs gouttes de perchlorure de fer, on n'obtient jamais, qu'on expérimente à chaud ou à froid, la coloration rouge-brun indiquée par Gerhardt. En remplaçant l'eau distillée par de l'urine normale, il se forme, sous l'influence du perchlorure, une teinte gris-cendrée qui persiste intacte lorsqu'on verse un excès de réactif. Avec l'acide sulfurique, la coloration rosée ne se produit pas, qu'on opère sur de l'eau ou sur de l'urine acétonisées, qu'on expérimente à chaud ou à froid.

Dans le cas de coma dyspnéique dont nous venons de raconter l'histoire et chez plusieurs diabétiques dont l'urine présentait la réaction de Gerhardt, après avoir reconnu que l'acétone n'avait aucune action sur le perchlorure de fer, nous nous sommes demandé s'il ne fallait pas attribuer à ses dérivés ou à ses analogues la coloration indiquée par Gerhardt.

M. Jaksch, dans son travail, prétend que cette réaction est produite par l'acide acétylacétique ou éthyldiacétique, qui existerait dans l'urine à l'état d'éthyldiacétade de soude.

Or, Rupstein a démontré que l'éthyldiacétate de soude,

qui se rencontre dans certaines urines, se décompose rapidement en acétone, alcool et bi-carbonate de soude. Mais, lorsqu'on conserve des urines donnant la réaction de Gerhardt jusqu'à décomposition presque complète, le perchlorure de fer leur communique, malgré la disparition de l'éthyldiacétate de soude, la coloration rouge-brun caractéristique. Enfin, un mélange d'alcool, d'acétone et de bicarbonate de soude, ne se colore nullement par le réactif ferrique. Ceci prouve bien que l'acide éthyldiacétique n'entre pour rien dans la réaction de Gerhardt. Il en est de même de l'alcool, de l'acide acétique pur, de l'acide acétique impur, du chloroforme, de l'éther et de leurs mélanges.

En ajoutant à de l'urine normale ces différents corps purs ou mélangés, on n'obtient pas davantage la réaction de Gerhardt.

Si, dans une solution très étendue de peptone, on verse goutte à goutte du perchlorure de fer, il se fait un précipité blanc-grisâtre, comme dans toutes les urines examinées à l'aide de ce sel, et le liquide prend la coloration rouge-brun caractéristique ; mais avec l'acide sulfurique, on n'obtient pas la teinte rosée des urines acétoniques. D'autre part, dans ces urines, si, après avoir formé ce précipité par le perchlorure, on filtre le liquide, il prend de nouveau la coloration rouge-brun caractéristique. Cette réaction de Gerhardt est donc indépendante de la présence du corps qui donne le précipité ferrique. Les différences entre les solutions de peptone et les urines acétoniques sont donc sensibles, comme on le voit.

III. Dans l'urine acétonique, il est d'autres particularités qu'il est bon de signaler. Généralement acide, lorsqu'elle est neutralisée par la chaux, la soude ou l'ammoniaque, la réaction de Gerhardt est toujours apparente chez elle. Alcalinisée par les mêmes bases, cette réaction est tout aussi sensible.

Lorsqu'on distille de l'urine acétonique, et que, dans le

produit de la distillation, on ajoute du perchlorure de fer, la coloration rouge-brun ne se fait plus. Dans le résidu de la cornue, le même réactif donne un résultat tout aussi négatif. Il s'ensuit que le corps qui occasionne la coloration rouge-brun, indiquée par Gerhardt, n'est pas volatil. En faisant évaporer au bain de sable et à siccité de l'urine acétonique, si on reprend le résidu par l'eau distillée, la réaction de Gerhardt n'existe plus et l'acide sulfurique ne donne plus la coloration rose-clair.

Si on chauffe dans un bain de chlorure de calcium à 120°, durant deux heures, une urine acétonique, le liquide examiné ne donne plus la réaction de Gerhardt ni celle de l'acide sulfurique. Donc ce corps est détruit ou décomposé par la chaleur. Enfin, quelques centimètres cubes de la même urine, maintenus pendant un laps de temps assez long à une température de — 1°, ont donné la réaction de Gerhardt tout aussi nette que lorsqu'on opérait à la température de la salle.

CONCLUSIONS. — 1° Dans l'immense majorité des cas de coma diabétique, l'acétonémie ne peut être invoquée comme cause directe, absolue de cet accident. 2° La coloration rouge-brun par le perchlorure de fer et la teinte rose-clair par l'acide sulfurique s'observent, non-seulement dans les urines des individus succombant dans le coma diabétique, mais encore chez des gens amaigris, affaissés, depuis longtemps glycosuriques. 3° Ces réactions ne sont pas pathognomoniques de la présence de l'acétone ; elles ne sont pas en raison directe des quantités de sucre trouvées dans l'urine. 4° La distillation, une chaleur intense et prolongée, ont la propriété de les empêcher. Le refroidissement n'a pas le même effet. 5° Le perchlorure de fer, au contact de la salive des gens sains et diabétiques, produit une coloration rouge-brun caractéristique, quoique atténuée. 6° On n'observe généralement pas les réactions ferrique et sulfurique chez les diabétiques gras, lors même que leur maladie remonte à une époque très éloignée. (1)

Articles parus dans le *Progrès Médical* en 1880, 1881, 1882, 1883.

CHAPITRE VIII

DES NÉVRALGIES DIABÉTIQUES

En parlant des névralgies diabétiques, M. Dreyfous dit, dans sa thèse d'agrégation, que c'est un chapitre nouveau dont la science s'est enrichie depuis quelques années. On ne saurait être plus exact.

Il est vrai que, depuis longtemps, les auteurs classiques ont mentionné les douleurs fixes sur les trajets des nerfs chez les diabétiques, mais aucun d'eux ne signale la relation étroite qui existe entre la névralgie et la maladie principale. Ils se bornent tous à la citer, sans lui accorder une place distincte, sans indiquer les moyens propres à la combattre. Pour eux la névralgie diabétique ne parait pas avoir de valeur séméiologique, de caractères spéciaux et définis ; elle ne se différencie en rien des affections de ce genre survenant dans d'autres états morbides ; c'est un phénomène intercurrent, qui n'a aucune action rétrograde ou progressive sur la marche ordinaire du diabète et qu'à son tour la glycosurie n'influence en aucune façon, soit en augmentant sa ténacité, soit en diminuant sa durée. Comme conséquence, le traitement qu'on prescrivait ne variait pas sensiblement de celui qu'on dirigeait contre les autres variétés de douleurs. On s'attaquait au symptôme souffrance et rien de plus.

Jusqu'à ces derniers temps, on savait donc qu'il pouvait surgir chez les diabétiques des névralgies diverses sous l'influence du refroidissement, de la fatigue ou de tout autre cause ; mais on ignorait qu'il existât une forme de névralgie ayant une physionomie particulière, ne se rencontrant guère que dans les intoxications saturnines, et qui se fait remarquer par son acuité, son opiniâtreté et son caractère symétrique.

Prétendre que toutes les névralgies se développant dans le cours du diabète sont d'origine glycémique, ce serait de l'exagération ; mais, nous pensons qu'à côté des névralgies banales, qui sont au reste les plus nombreuses, il se déclare parfois chez certains glycosuriques des douleurs paroxystiques à accès diurnes et nocturnes souvent longs, toujours fréquents, qui suivent la direction des troncs nerveux et dont on ne peut saisir la cause ailleurs que dans le diabète lui-même.

En 1859, Griesinger, dans un travail important, indiqua la fréquence de la sciatique dans la glycosurie.

En 1868, Braun appela l'attention du public médical sur la présence du sucre dans l'urine chez des malades atteints de sciatique. Après lui, Eulenburg signale le même fait ; mais les observations de Griesinger, Braun, Eulenburg eurent peu de retentissement.

Il faut arriver jusqu'à 1874 pour voir se dessiner l'entité morbide de la névralgie diabétique. Après avoir mentionné les cas de sciatique combinée avec la glycosurie, collectionnés dans ces huit dernières années, Rosenstein cite des malades traités par lui chez lesquels, à côté du diabète, il y avait une névralgie sciatique limitée aux nerfs de la région antéro-externe et postérieure de la jambe. Il ne sait pas encore, il est vrai, laquelle de ces deux affections est primitive et celle qui est secondaire.

Quoi qu'il en soit, les deux maladies cèdent à un traitement spécial, tandis que les remèdes efficaces dans les formes ordinaires de la sciatique n'ont pas d'effet dans les cas compliqués de diabète. Toutefois, il croit pouvoir regarder le pronostic comme favorable. Il conseille cependant dans les cas rebelles de sciatique, surtout lorsqu'elle est limitée aux parties périphériques des nerfs, de rechercher le sucre dans l'urine.

A la même époque, Rosen, de Giessen, au dire de M. Dreyfous, cita une observation de névralgie opiniâtre et très douloureuse du trijumeau, survenue chez un vieux diabétique, qui céda au traitement rationnel.

En 1879, Froming, ayant pratiqué sur des chiens et des lapins l'extirpation d'un fragment de nerf sciatique, vit se produire une glycosurie évidente. Il remarqua le même fait après l'irritation de ce nerf par l'acide phénique ou tout autre caustique. S'appuyant sur ces expériences, il chercha à expliquer quelques cas de diabète chez des gens atteints de sciatique.

Ainsi que le fait remarquer justement Berger, de Breslau, dans les cas de Griesinger, Braun, Eulenburg, Rosenstein et Froming, il était toujours question d'une melliturie passagère et non du diabète réel avec tous ses principaux signes; la présence du sucre dans l'urine cédant en même temps que la sciatique. On ne pouvait encore donner à ces douleurs le nom de névralgies diabétiques.

Il était réservé à M. Worms de reconnaître cette forme morbide, d'établir la relation étroite qui la relie à la glycosurie, de lui assigner une physionomie propre en s'appuyant sur trois caractères principaux : l'acuité, la ténacité, la symétrie de la névralgie ; enfin de la différencier de toutes les autres manifestations douloureuses qui peuvent se rencontrer dans le cours du diabète.

Dans la communication qu'il adressa en 1881 à l'Académie de médecine, M. Worms cite deux exemples typiques de cette variété de troubles nerveux. Dans le premier cas, il s'agit d'une névralgie symétrique suivant manifestement le trajet de la section fémorale des sciatiques ; le sujet urinait chaque jour en moyenne soixante grammes de sucre et de l'urée en excès. Il avait de la polydipsie, maigrissait à vue d'œil, perdait ses forces. Sous l'influence d'une hygiène appropriée et d'un traitement rationnel, les douleurs cessèrent ; mais peu à près il mourait d'un cancer du foie. Dans le second cas, il s'agit d'un glycosurique tuberculeux qui fut pris subitement de douleur intolérable siégeant des deux côtés dans le maxillaire inférieur et qui avait le caractère clinique d'une névralgie des nerfs dentaires inférieurs ; elle était en outre symétrique. Les dents étaient en bon état et ne pouvaient être la cause de ce phénomène. La névralgie était nettement limitée au trajet des nerfs dentaires inférieurs ; ni la langue, ni le maxillaire supérieur, ni l'articulation temporo-maxillaire n'étaient affectés. Les souffrances étaient térébrantes et tellement violentes que le malade réclamait à grands cris du chloroforme et ne parlait rien moins que de se suicider. A l'examen des urines, on constata vingt-cinq grammes de sucre par litre. Ce malade ayant été mis sur-le-champ au régime classique, on eut la satisfaction de voir la névralgie disparaître en trois jours, en même temps que la glycose tombait à dix grammes par litre; mais la tuberculisation fit des progrès rapides, et au bout de cinq mois le malade mourait des suites d'une pleurésie et d'une nouvelle hémoptysie.

En rapprochant l'une de l'autre ces deux observations, M. Worms tira les conclusions suivantes :

1° Il existe une forme spéciale de névralgie propre au diabète, qui présente ce caractère de siéger symétriquement dans les mêmes branches nerveuses.

2° Jusqu'à présent, cette névralgie symétrique a été observée dans les nerfs dentaires inférieurs et les nerfs sciatiques.

3° La névralgie diabétique paraît dépasser en douleur les autres névralgies.

4° Elle ne cède pas au traitement habituel des névralgies (quinine, morphine, bromure, etc.), mais elle s'aggrave et s'atténue parallélement à la glycosurie.

En présentant le travail de M. Worms à l'Académie de médecine, M. Peter fit remarquer à ses collègues, frappés de la bizarrerie des faits signalés par l'auteur de la communication, qu'il suffisait d'attirer l'attention du public médical sur une affection méconnue jusqu'ici pour trouver des cas nouveaux confirmatifs. Sou attente ne devait pas être trompée, car, dès l'année suivante, MM. Raymond et Oulmont publiaient dans la *Gazette médicale* une observation de douleurs fulgurantes et de myalgie des membres inférieurs chez un diabétique.

Leur malade, qui avait fréquenté les hôpitaux de Nancy et de Bruxelles, urinait 78 gr. de sucre par litre et 18 gr. d'urée il se plaignait de douleurs sous forme d'éclairs allant de la fesse aux orteils, en suivant le trajet des sciatiques. Ces douleurs apparaissaient par crises qui duraient deux ou trois heures et se répétaient quatre à cinq fois dans la journée. Elles semblaient être spontanées ; la marche ne les réveillait point.

La sensibilité cutanée est intacte dans tous les modes.

Outre ces douleurs fulgurantes, les muscles des membres inférieurs sont le siège d'une douleur aiguë dans toute leur étendue. La pression sur les muscles du mollet et de la cuisse est insupportable. Le toucher du tibia est également très douloureux. D'autre part, la motilité est normale dans les membres inférieurs, autant que les douleurs permettent d'en juger. La douleur produite par les contractions musculaires est très pénible ; pas d'amélioration par le traitement antidiabétique habituel.

Bien que, dans ce cas, les souffrances aient dépassé de beaucoup la zône des nerfs sciatiques, et qu'elles aient résisté à la médication rationnelle et constante, elles doivent néanmoins être considérées comme une manifestation glycémique. L'acuité des douleurs, leur ténacité, leur apparition insolite, la symétrie de la névralgie ne laissent aucun doute à ce sujet.

Les deux exemples cités par M. Worms sont typiques.

Ce sont des modèles que le clinicien ne rencontrera pas toujours sur son chemin. Il y a en effet, dans la névralgie diabétique, des formes frustes, atténuées ou compliquées, qu'il faut s'attendre à observer dans la pratique. Le fait de MM. Raymond et Oulmont est un cas de ce genre.

En 1882, Drasche citait à son tour deux exemples de névralgie diabétique, l'une unilatérale, l'autre bilatérale. Le premier malade était un glycosurique méconnu, âgé de soixante ans. Il fut atteint en 1870 pour la première fois de douleurs lancinantes et intermittentes dans la région inférieure des côtes droites. On avait essayé sans succès toutes les ressources médicales usuelles : sulfate de quinine, ventouses scarifiées, lait, hydrothérapie ; on lui avait même fait prendre 580 bains tièdes et 90 bains sulfureux.

Lorsqu'il consulta Drasche le 11 novembre 1881, il souffrait surtout du huitième espace intercostal, les douleurs atteignaient leur paroxysme à deux heures du soir et duraient de trois à six heures sans rémission. L'examen de l'urine, pratiqué le 12 novembre, donna 17 gr. 60 de sucre par litre, et une quantité de 3 litres 200 par vingt-quatre heures. Il était très affaibli et émacié. Sous l'influence du régime et de l'eau de Karlsbad, les accès douloureux cessèrent dès le 14 novembre, et, depuis, le sommeil ne fut troublé la nuit que par de légères souffrances.

Dans le second cas, il s'agit d'un industriel de soixante-quatre ans, qui fut pris le 29 juillet 1880 de douleurs très violentes dans le membre inférieur droit. Elles s'étendaient de la face postérieure et interne de la cuisse au genou et au mollet. Elles étaient si pénibles que le malade ne pouvait pas garder le lit. Au milieu d'août, elles s'accompagnèrent de douleurs à la face interne du bras droit. Elles s'étendirent ensuite à l'avant-bras et atteignirent la main et les doigts. Elles rayonnèrent également du membre inférieur droit vers la région sacrée et finalement gagnèrent la cuisse et le bras gauches, mais beaucoup plus faiblement. L'hydrate de chloral et la morphine procurèrent un grand soulagement pendant le jour, mais les accès nocturnes persistèrent.

Au milieu de novembre, les accès revinrent avec une violence inouïe. Le malade ressentait des douleurs déchirantes à la face postérieure de la cuisse droite, d'où elles s'étendaient au genou et au pied. Elles étaient un peu moins vives au bras et à l'avant-bras droit et à la pointe des doigts. Les mêmes parties des membres du côté gauche étaient moins douloureuses.

Après avoir questionné le malade, il reconnut qu'il était diabétique depuis cinq ans. Dans l'urine, il trouva 40 gr. de sucre par litre et un peu d'albumine. L'eau de Karlsbad et le régime firent disparaître rapidement la névralgie, et le sucre tomba à 9 gr. par litre.

Drasche tire ensuite les conclusions suivantes : 1° Il survient des névralgies qui ne sont dues qu'à l'action toxique du sucre sur les nerfs périphériques (ce qui ne veut pas dire que toute névralgie, chez un diabétique, a la même origine.) 2° Elles sont bien plus souvent symétriques qu'unilatérales. 3° Les névralgies diabétiques se présentent aussi bien avec une forte qu'avec une faible teneur de sucre dans l'urine. 4° Elles sont généralement très douloureuses et s'aggravent parallèlement à la glycosurie. 5° Elles ne cèdent qu'au traitement antidiabétique. 6° Toute névralgie opiniâtre doit éveiller le soupçon ; l'examen de l'urine est alors indiqué et décisif.

Comme on le voit, les conclusions auxquelles s'arrête Drasche se rapprochent beaucoup de celles de M. Worms.

A peu près à la même époque, Berger, de Breslau, citait douze cas de diabète où la maladie essentielle ne fut reconnue que grâce aux douleurs névralgiques. Quant à la localisation de la lésion, il faisait remarquer que le plexus sciatique est surtout atteint.

Pour lui, ces affections douloureuses ont certains caractères spéciaux dont voici les principaux : 1° La spontanéité

de la maladie : l'examen le plus minutieux du sujet ne fait
découvrir aucune cause productrice de la névralgie ; 2° la
limitation de la névralgie à quelques branches terminales
du plexus sciatique ; 3° la tendance à une extension symétrique ; 4° la violence atroce et la longue durée des accès ;
5° la résistance aux méthodes ordinaires de traitement ;
6° l'amélioration par le traitement antidiabétique ; 7° l'in-
sité des douleurs est proportionnelle à la quantité de sucre
constatée dans l'urine.

En localisant dans les plexus sciatiques la névralgie
diabétique, Berger s'éloigne sensiblement de l'opinion de
M. Worms. A vrai dire, ce dernier ne pouvait guère con-
clure autrement, n'ayant encore que deux faits à sa disposition.

Contrairement à Drasche, Berger prétend que l'intensité
des douleurs est proportionnelle aux quantités de sucre
trouvé dans l'urine. Cette assertion était assurément prématurée, car, dans les deux cas que nous publions plus loin,
les doses moyennes de glycose n'ont jamais dépassé 19 gr.
par litre.

A l'occasion de la communication de Berger, Gierke cite
un cas de diabète accompagné de sciatique du côté droit. Il
y avait accroissement simultané des douleurs et de la quantité du sucre. L'augmentation de la névralgie était surtout
marquée à la suite de fatigues corporelles, de marches.
Bientôt survenait aussi un accroissement considérable du
sucre dans l'urine.

Dans le courant de cette même année 1882, Thomas
Buzzard publiait dans le journal *The Lancet* un cas de sciatique symétrique de nature diabétique. Le voici :

En décembre 1881, une dame âgée de soixante-huit ans, fut
prise de douleur aiguës dans les lombes et les deux régions
sciatiques, avec une faible élévation de température. Sous
l'influence du salycilate de soude, les symptômes douloureux
cessèrent promptement.

Le 5 février, elle fut prise à nouveau, mais cette fois avec
plus de violence ; la région lombaire, les cuisses et les jam-

bes étaient très douloureuses. La morphine n'amena aucun amendement ; mais comme en décembre, le salycilate de soude eut raison de cette névralgie.

L'urine contenait du sucre en bien petite proportion. C'était évidemment un cas bénin, en effet Buzzard n'eût pas besoin d'instituer de traitement général pour calmer les souffrances de la malade ; les moyens ordinaires lui suffirent. C'est une exception qu'il est bon de signaler car jusqu'ici les névralgies d'origine diabétique semblent beaucoup plus opiniâtres. Il en est même qui résistent aux médications les mieux ordonnées.

Avec les deux faits qui me sont personnels, il existe actuellement vingt-deux cas de névralgie diabétique ; sur ce nombre il y en a huit qui sont aussi complets que possible ; mais les douze rapportés par Berger, celui de Rosen, de Giessen, et de Gierke, manquent de développements suffisants. C'est avec cet ensemble d'observations que nous allons essayer de décrire les symptômes et la pathogénie de cette maladie.

Signes.— La névralgie glycémique n'est généralement pas un phénomène initial du diabète. C'est lorsqu'il est confirmé, qu'il s'est traduit déjà par une déperdition notable des forces, par un amaigrissement sensible, par la polydipsie, que cette complication apparaît.

Son début est brusque, tout à fait inattendu. Le malade se couche bien portant, ne ressentant aucun malaise ; tout à coup il est réveillé par des souffrances horribles qui l'obligent à sortir de son lit.

Dans d'autres cas, c'est au réveil que la névralgie se déclare. La nuit, il est vrai, il avait éprouvé des inquiétudes, de la lassitude dans les membres, un peu d'anéantissement, mais rien qui put faire soupçonner l'invasion prochaine d'aussi cruelles douleurs.

Les souffrances sont continues, tantôt térébrantes, tantôt fulgurantes, et à certains moments elles présentent des paroxysmes qui dépassent en acuité et en durée les exacerbations les plus violentes des autres formes de névralgie.

Ces accès ont lieu trois ou quatre fois par jour, le matin

au lever, après le repas, et le soir au coucher. Il s'agit d'un mouvement peu étendu, d'une légère émotion pour les provoquer. La douleur prend alors et très rapidement une note élevée. Chez un des clients de M. Worms elle était telle que le malade songeait au suicide ; celui de Drasche courait au milieu de ses accès, éperdument dans sa chambre, en poussant des cris et en pleurant.

Quoique très violents, les accès diurnes sont dépassés en intensité par ceux de la nuit. Ces derniers se déclarent peu après le coucher, augmentent rapidement d'acuité et forcent les malades à quitter leur lit. Les uns se promènent en gémissant, les autres s'étendent sur le parquet ou attendent patiemment sur un fauteuil la fin de la crise. Un de mes malades est resté plusieurs nuits sans se coucher, tant il redoutait la chaleur du lit.

La douleur n'est pas toujours localisée exclusivement aux nerfs frappés de névralgie ; elle s'étend parfois aux muscles, aux os, comme dans le cas de Raymond et Oulmont.

La pression digitale sur le trajet du nerf exaspère ordinairement les souffrances, la pression en masse les calme plutôt. Les mouvements non seulement provoquent des accès, mais encore les augmentent lorsqu'il sont déclarés. Il en est de même des changements brusques de température. Les accès même les plus longs et les plus aigus ne s'accompagnent pas de fièvre ; la peau est fraîche, le pouls normal. Cependant chez la malade de Buzzard il y eut une légère hyperthermie, mais c'est un fait exceptionnel.

Si ces phénomènes douloureux persistent longtemps, s'ils sont très intenses, les malades perdent rapidement le sommeil, l'appétit, deviennent tristes, maigrissent ; mais ils reprennent leurs forces une fois la névralgie calmée.

Un des caractères les plus saillants et les plus constants de la névralgie diabétique est la symétrie dit M. Dreyfous. Sur les vingt-deux cas que nous avons recueillis, dix-huit fois elle avait ce caractère. Rarement elle est symétrique d'emblée. Le plus souvent, un membre est atteint d'abord, et quelques jours après seulement son congénère est affecté à son tour. Dans ce dernier c'est par les mêmes filets nerveux que commencent les symptômes douloureux, et si dans le premier membre les souffrances ne dépassent pas une certaine zone, si elles n'occupent pas toute l'étendue du tronc nerveux, elles conservent cette disposition chez le second. Il y a une parfaite régularité de distribution. Exceptionnellement, la douleur est égale en intensité des deux côtés ; le plus souvent, il y a prédominance dans l'un ou l'autre membre. Tantôt c'est à gauche, tantôt c'est à droite ; il n'y a pas de règle absolue à ce sujet. Chez un de nos malades, c'était à gauche que la douleur se faisait sentir le moins vivement. Le membre atteint le dernier est généralement celui où la névralgie est le plus faible.

Dans un cas de Drasche, l'affection revêtit presque d'emblée le caractère bi-hémiplégique. Tout d'abord, elle fut localisée dans le membre pelvien droit, puis quelques jours après elle gagnait le bras, l'avant-bras et les doigts du même côté. Ensuite les membres inférieur et supérieur du côté opposé devinrent le siège de semblables douleurs, quoique plus atténuées. Enfin, chez un de mes malades, il y eut une véritable alternance : la névralgie occupa d'abord le plexus brachial du côté gauche et les dernières paires cervicales, occasionnant des douleurs insupportables dans les doigts, l'avant-bras, le bras et le cou ; elle céda sans traitement. Quelques mois après, le bras, l'avant-bras et les doigts du côté droit éprouvèrent des douleurs lancinantes très vives, quoique moins accentuées qu'à gauche. Ce fut un véritable transfert spontané.

Que devient la glycosurie lorsque la névralgie diabétique est déclarée ?

C'est un point difficile à élucider ; car dans la majorité des cas observés jusqu'ici, c'est la forme de la douleur, son acuité, sa résistance au traitement habituel qui a mis sur la voie du diabète. Dans plusieurs circonstances, c'est lorsque la glycosurie eut atteint un chiffre élevé que les douleurs se sont montrées. Parfois aussi, la présence du sucre dans l'urine était minime lorsque la névralgie apparut. La fréquence et l'intensité des accès ne modifiaient en rien cette élimination. Au contraire, dans les cas de Drasche et de Gierke les déperditions glycosiques et la névralgie suivaient une marche parallèle. Il y avait accroissement simultané des douleurs et de la quantité de sucre urinaire.

Marche et pronostic.— Dans les cas les plus heureux, celui de Buzzard notamment, la névralgie, après avoir résisté aux injections de morphine, céda à l'emploi de salicylate de soude à doses progressives ; aucune médication générale ne fut nécessaire. Dans celui de Gierke, les courants continus eurent seuls raison de la névralgie. Dans les exemples de Worms, Drasche et dans les miens, le traitement antidiabétique ordinaire (régime, eaux minérales alcalines) fit cesser assez promptement les phénomènes douloureux. L'amélioration concordait constamment avec la diminution du sucre ; les accès devenaient alors moins fréquents et plus supportables ; mais dès que le malade commettait des écarts de régime, ou sous l'influence de toute autre cause, la névralgie reprenait ; il en advint de même chez les malades de Berger. Il y a donc des rechutes dans la névralgie diabétique, mais ces rechutes tiennent le plus plus ordinairement à une nouvelle recrudescence de la glycosurie.

Lorsque le caractère diabétique de la névralgie est reconnu de suite, le pronostic n'est pas grave. En soumettant le malade à un régime rigoureux, elle céde en peu de temps. Mais, si elle reste méconnue pendant de longues années il survient dans les muscles des altérations de tissu, de l'atrophie ; dans la peau, de la paralysie, de la sensibilité, lésions auxquelles il est difficile de remédier.

Diagnostic.— Toutes les névralgies qui se développent dans le cours du diabète ne sont pas d'origine glycémique. Or, quand il se déclare chez un diabétique une douleur fixe, vive, sur un trajet nerveux, la méprise est possible. Avant de se prononcer catégoriquement, on est obligé le plus souvent d'observer la marche que suit la névralgie, d'analyser les accès, leur durée, leur intensité. Alors seulement on peut asseoir son diagnostic sur des bases solides.

Si la névralgie est indépendante de la glycosurie, elle reconnaît plusieurs causes : parfois elle est due à un mauvais état des dents, elle frappe alors les nerfs dentaires ; ailleurs elle est produite par le refroidissement, la fatigue, elle se localise dans ce cas sur les organes qui ont le plus souffert, sur les points de *minoris resistentiæ*. Tantôt tenant à une hyperémie du foie, comme dans l'exemple de M. Lecorché, elle se fixe sur les nerfs intercostaux. Tantôt étant le résultat de troubles circulatoires, de lésion cardiaque, elle atteint les extrémités terminales du nerf sciatique, comme dans le cas d'Eger. Dans cette variété de névralgie, la forme que prend l'affection n'a rien de spécial. Elle est ordinairement unilatérale ; les accès sont de moyenne et même de faible intensité ; enfin la douleur cède en quelques jours à la médication habituelle pour ne plus revenir.

Quand la névralgie est liée à la glycosurie, elle apparaît soudainement, sans cause ultérieure appréciable. Les accès sont très fréquents, trois ou quatre par jour, longs et d'une violence extraordinaire. Le plus souvent, elle est symétrique. Toujours anormale dans son mode de distribution, elle intéresse ici un ou deux filets nerveux seulement, là le segment supérieur, ailleurs, le segment inférieur. Plus régulière quant au siège, elle frappe de préférence le plexus sciatique.

Enfin, dans la grande majorité des cas, elle cède au traitement anti-diabétique, tandis qu'elle résiste aux médicaments ordinaires des douleurs névralgiques, la morphine, le salicylate de soude, etc.

En ne perdant pas de vue ces quatre caractères essentiels : spontanéité, acuité extrême, ténacité extraordinaire, symétrie, on arrivera toujours à reconnaître la névralgie diabétique.

Par un certain côté, on pourrait la confondre avec la névralgie saturnine. Cette dernière revêt en effet le caractère symétrique ; de plus elle est tenace ; mais les commémoratifs et l'examen des urines lèveront rapidement tous les doutes.

Pathogénie.— Rosenstein est le premier qui ait cherché à fournir une explication scientifique de la névralgie diabétique. S'appuyant sur les exemples de sciatique observés avant lui par Griesinger et Braun, sur ceux qu'il avait vus, sur ses expériences personnelles, il arrive à cette conclusion que ces deux phénomènes morbides : sciatique et glycosurie, sont les symptômes d'une seule et même maladie principale, une hyperémie veineuse des organes de l'abdomen.

Cette théorie n'a rien de séduisant. En effet, si la congestion des viscères abdominaux était la cause réelle de la sciatique double des diabétiques, sa fréquence serait beaucoup plus grande. Elle constituerait même un symptôme habituel de la glycosurie, au lieu d'en être une complication accidentelle et rare.

De plus la sciatique double se rencontrerait inévitablement chez les hémorroïdaires, dans les néphrites chroniques, dans les hypertrophies de la rate, enfin dans la plupart des affections chroniques du foie, où la congestion des veines abdominales est encore plus prononcée que dans le diabète. Or il n'en est rien ; jusqu'ici du moins la sciatique double n'ayant jamais été signalée dans ces divers affections. En tout cas, cette explication ne pourrait pas s'appliquer à toutes les variétés de névralgie, puisqu'il en est qui siègent dans ie plexus brachial, les nerfs intercostaux, le nerf trijumeau.

Pour M. Worms, c'est à l'hyperglycosurie qu'il faut attribuer les névralgies observées chez ses deux malades. Un sang surchargé de sucre, dit-il, comme c'est le cas dans la glycosurie, peut entraîner une modification anatomique ou dynamique des nerfs au même titre que le sang chargé

d'acide urique des goutteux ou le sang des satur-
nins. Drasche et M. Peter acceptent pleinement cette
pathogénie.

L'explication fournie par ces auteurs est hypothétique ; en
tous cas, elle est prématurée. Si, chez leur malade, le sucre
existait en notable proportion dans l'urine, si les autres
symptômes du diabète étaient très prononcés, si l'amaigrissement, l'affaiblissement général la polydipsie étaient extrê-
mes, les cas qui ont été observés depuis, n'offraient rien
d'analogue, ni même d'approximatif. La cliente de Buzzard
avait peu de sucre dans l'urine, était dans un état de santé
relativement très satisfaisant, lorsque sa névralgie double
éclata. Chez mes deux malades, il y avait plutôt hypogly-
cosurie ; l'un avait en effet 4 grammes de sucre par litre,
l'autre 8 grammes. C'étaient des diabétiques légers, et à
l'exception d'un peu de polydipsie, d'affaiblissement et
d'amaigrissement, ne présentaient rien d'alarmant.

Dans sa thèse d'agrégation, M. Dreyfous prétend que la
pathogénie des névralgies diabétiques est variable. Ainsi la
névralgie intercostale de la dernière période peut être rap-
portée à la cachexie. Donc, dans la pensée de M. Dreyfous,
cette forme morbide n'aurait aucun rapport avec l'hyperglycosurie, et cependant comme toutes les névralgies diabétiques atteignent d'autres paires nerveuses, elle est
modifiée avantageusement par le régime et le traitement
alcalin.

Depuis longtemps, le diabète est considéré comme une
manifestation de la diathèse urique. Marchal (de Calvi) l'a
écrit depuis longtemps. Il y a quelques années, nous avons
nous-même exposé dans le *Progrès médical*, les raisons qui
nous faisaient croire que la glycosurie confirmée était une
branche de l'arthritis. En examinant de près les antécédents
de nos malades, en analysant soigneusement les circonstances dans lesquelles le diabète s'était montré, nous sommes resté convaincu que la glycosurie s'adressait plus
spécialement aux gens ayant eu des rhumatismes graves,
des accès de goutte. Et, lorsque par exception ils n'avaient

pas présenté des accidents de ce genre, ils avaient dans la suite, pendant l'évolution de leur diabète, des localisations sur les jointures, les viscères ou la peau, qui ne pouvaient donner lieu à aucun doute sur la nature diathésique du diabète. Au reste, n'existe-t-il pas un diabète goutteux avec des caractères cliniques parfaitement tranchés ? Cette forme morbide n'est-elle pas admise par tous les pathologistes, même par ceux qui, comme M. Durand-Fardel, ne croient pas aux rapports qui existent entre le diabète et l'arthritis ? Depuis nous, cette opinion a fait des prosélytes, et aujourd'hui le lien qui a lieu entre la névralgie diabétique et l'arthritis est admis par M. Huchard, par M. Charcot, et, à cet égard, ce dernier fait remarquer que ces névralgies peuvent s'observer chez des diabétiques n'ayant plus ou presque plus de sucre.

Dans son *Traité de la goutte*, Garrod avance que la névralgie est une manifestation assez commune de la goutte ; elle occupe tantôt les branches de la cinquième paire, tantôt, et c'est le cas le plus fréquent, le nerf sciatique. Il se demande ensuite si ces névralgies relèvent directement de l'altération du sang où sont le résultat d'un travail inflammatoire. Or, dans tous les exemples de névralgie diabétique que nous connaissons et qui comprennent vingt-deux cas, en comptant ceux de Gierke et de Rosen, de Giessen, dixneuf fois les sciatiques furent le siège de la douleur, une fois la cinquième paire, une fois le huitième nerf intercostal, une fois le plexus brachial. Notre statistique répond donc parfaitement à l'assertion de Garrod : la névralgie diabétique, comme la névralgie goutteuse, frappe de préférence les nerfs sciatiques. Ces deux douleurs n'auraient-elles pas la même origine ?

Sur les huit observations que nous avons sous les yeux et où les détails abondent, dans quatre cas les auteurs sont muets sur les antécédents rhumatismaux ou goutteux de leurs malades, ce qui nous donne à supposer que leurs clients n'avaient ressenti à aucune période de leur existence des accès de goutte ou de rhumatisme. Mais, dans les quatre autres, il y avait eu manifestement des symptômes imputables à la diathèse urique. Ainsi le premier malade de M, Worms, né d'une mère goutteuse, avait eu lui-même des antécédents d'arthritisme ; le second avait des antécédents goutteux dans sa famille. Enfin, de mes deux malades, l'un avait un frère et une sœur atteints de rhumatisme, sa mère était arthritique, l'autre était encore en puissance de goutte ; un accès de faible intensité se déclara même sous nos yeux, pendant son traitement thermal.

Tout donne donc à supposer, jusqu'ici du moins, que, dans les névralgies rebelles du diabétique, l'uricémie joue un rôle sinon prépondérant, au moins aussi important que l'hyperglycémie.

La dernière question qui nous reste à résoudre est celle-ci : Les névralgies diabétiques sont-elles d'origine périphérique ou tiennent-elles au contraire à une lésion médullaire ? L'absence d'hyperthermie, d'éruption vésiculaire, pemphygoïde, de paralysie, exclut l'idée d'une névrite. D'autre part, une névralgie aussi tenace, frappant chez le même individu les nerfs homologues, survenant sans cause extérieure saisissable, ne peut guère se comprendre autrement que par une lésion transitoire et peu étendue des éléments anatomiques des centres nerveux médullaires.

M. Worms est loin d'être affirmatif sur ce point de pathogénie. Quant aux faits si frappants de la symétrie de la névralgie, on est autorisé, dit-il, à localiser le siège du mal soit dans les centres nerveux eux-mêmes, soit au niveau de l'émergence des nerfs, dans la moëlle ou dans la bulbe. L'absence de tout autre symptôme spinal ou bulbaire chez mes deux malades ne milite pas en faveur de cette hypothèse.

Tout en formulant des réserves, MM. Raymond et Oulmont sont plus explicites. Dans leurs commentaires sur le cas qu'ils ont observé, ils pensent que les douleurs ressenties par leur malade le long de ses sciatiques étaient dûes à une irritation spinale. Il est possible, disent-ils, que nous ayons affaire à une lésion des méninges localisées au niveau des cordons postérieurs de la moëlle ou bien à une irritation temporaire de la substance grise.

Les exemples de névralgie glycémique sont encore trop peu nombreux pour qu'il soit possible de se prononcer sur leur point d'origine, cependant tout donne à croire que c'est à une lésion médullaire transitoire qu'il faut attribuer ces troubles nerveux périphériques. Les douleurs rachialgiques qu'éprouvent les malades pendant la durée et dans l'intervalle de leur accès militent en faveur de cette hypothèse. Mais quant à dire si ce sont les méninges, ou la substance grise, ou la substance blanche, qui sont le plus spécialemen^t affectées, ce serait être trop affirmatif, aucune autopsic n'ayant encore été faite.

Traitement. — Le seul qui ait réussi jusqu'ici est celui du diabète. Sous l'influence du régime et des alcalins, en même temps que les éliminations glycosiques s'amoindrissent, la névralgie diminue, cesse même.

Obs. I.— *Diabète léger. Névralgie cervico-brachiale gauche. Cessation rapide par l'emploi du bromure de potassium. Dix-huit mois après, névralgie cervico-brachiale droite, guérison presque complète par le traitement alcalin et le régime combiné.*

B..., cinquante-huit ans, rentier, domicilié à Paris, me fut adressé a Vichy, le 25 juillet 1883, par M. le Dr Raymond.

Antécédents de famille. — Mère rhumatisante; frère, sœur arthritiques.

Antécédents personnels. — Ni goutte ni rhumatisme antérieurs, ni intoxication saturnine. Hémorroïdes depuis longtemps.

En mai 1881, à la suite d'un léger refroidissement prétend-il, il contracta une névralgie cervico-brachiale gauche, qui ne cessa qu'en juillet à l'emploi du bromure de potassium durant quinze jours.

Les accès diurnes étaient supportables, mais ceux de la nuit étaient intolérables : il ne pouvait dormir. C'était après un mouvement qu'il ressentait le plus vivement ses souffrances. Les points douloureux étaient au nombre de cinq : l'extrémité inférieure du cubitus, l'épitrochlée, le deltoïde, l'omoplate, les trois dernières vertèbres cervicales.

En décembre 1882, à la suite d'un grand chagrin, il y eut de la polydipsie, de la polyurie, des douleurs de tête, de l'insomnie, de l'affaiblissement de la vue. Il suppose que c'est à cette époque seulement que remonte le début de son diabète ces derniers accidents diminuèrent peu à peu sans traitement mais ne cédèrent pas complètement.

En février 1883, le membre supérieur droit fut atteint de névralgie comme le gauche l'avait été dix-huit mois auparavant, mais un peu plus faiblement toutefois que ce dernier.

Le 20 mars de la même année, en dînant avec M. Verneuil, il se montra très altéré, se plaignit de douleurs dont le bras droit était le siège et qui l'empêchaient de manger aisément, de ses douleurs lombaires, de ses fatigues générales, et manifesta le désir d'aller à Aix. M. Verneuil lui fit alors observer qu'étant probablement diabétique, c'était à Vichy qu'il fallait se diriger. Il lui conseilla en outre, pour confirmer son diagnostic *de visu*, de faire analyser son urine. On constata le lendemain 11 grammes de sucre et des traces d'albumine. Le 21 avril, le sucre arriva à 19 grammes par litre, en même temps que les douleurs s'accentuaient.

Etat à son arrivée à Vichy. — Ce malade est vigoureux, peu altéré, légèrement affaibli, mais nullement amaigri. Il souffre beaucoup de son bras droit, qu'il ne sait comment tenir. Les douleurs sont continues : elles partent des extrémités des doigts, où elles se traduisent par une sensation de fourmillement des plus pénibles. On ne saurait mieux la comparer qu'à la souffrance qu'on éprouve dans la main lorsqu'on s'est contusionné légèrement le coude. C'est à la pulpe de l'index que M. B. souffre le plus, aussi, ne peut-il ni écrire, ni mettre ses gants. La main tout entière est engourdie.

Au niveau de l'extrémité inférieure du cubitus, foyer douloureux très manifeste, quoique pas très accentué. De là, les souffrances remontent le long de cet os, ont un nouveau point douloureux au niveau de l'épitrochlée. Elles suivent ensuite la direction des masses musculaires de la région postérieure de l'humérus, atteignant le deltoïde par sa région postéro-externe, constituent là un troisième foyer, longent l'épine de l'omoplate, qu'on ne peut toucher tant elle est sensible, gagnent enfin les apophyses épineuses des trois dernières vertèbres cervicales. Il y a donc cinq points douloureux très nets : le cubital (faible), l'épitrochléen (id.), le deltoïdien (fort), celui de l'omoplate (id.). le cervical (modéré).

Les plus légers mouvements exaspèrent les souffrances. Deux ou trois fois par jour, le matin, dans l'après-midi, le soir au coucher, M. B .. a de véritables accès de douleur. Ils durent parfois plusieurs heures ; ceux de la nuit sont surtout très violents. Les douleurs de l'épaule et des doigts sont si intolérables qu'il tient son bras en dehors du lit, le contact des couvertures augmentant les souffrances. Afin que son bras droit soit plus libre, il se couche sur le côté gauche. Il reste alors dans cette position la plus grande partie de la nuit, évitant de se retourner.

Pas de fièvre, ni pendant ni en dehors des accès. appétit bon, digestion excellente.

Cœur, poumons, foie sains.

Traitement.— Eau de l'Hôpital le matin, Eau des Célestins le soir ; douche froide quotidienne.

L'hydrothérapie exaspérant notablement les douleurs, nous la déconseillons et la remplaçons le troisième jour par des douches de vapeur qui ne produisent pas d'atténuation. Vers le huitième jour de la cure, nous substituons des douches minérales à 40°

```
Glycose...........   Traces
Acide urique......   0 gr. 40
```

Les douches thermales sont bien supportées ; peu à peu, les douleurs diminuent d'acuité, les paroxysmes sont plus rares et moins pénibles. M. B... peut dormir la nuit, se remuer dans son lit sans crainte d'augmenter ses souffrances.

Après vingt et un jours de cure, il quitta Vichy sensiblement amélioré.

J'ai revu ce malade le 13 décembre, à Paris ; l'amélioration s'était encore accentuée. Bien qu'il n'ait suivi aucun traitement spécial, la glycose était restée à zéro. Il ressentait encore quelques légers fourmillements dans les doigts, surtout depuis qu'il faisait un froid humide. Les foyers douloureux de l'épaule, du cou, du coude, et de l'extrêmité inférieure du cubitus avaient cessé. A la face palmaire de la phalange unguéale de l'index était survenue une anesthésie complète. Rien d'analogue aux autres doigts.

OBS. II.— *Diabète léger ; sciatique symétrique datant de trois mois ; guérison par le traitement alcalin et le régime.*

———————

F..., soixante-sept ans, ancien marchand de vins de Bordeaux, demeurant actuellement à Meung-sur-Loire, où il n'exerce pas de profession, arriva à Vichy le 22 août dernier.

RENSEIGNEMENTS FOURNIS PAR M. LE Dr HYBORD.

Antécédents de famille.— Sœur bien portante ; n'a jamais eu de goutte ni de rhumatisme.

Père et mère morts depuis longtemps non arthritiques.

Antécédents personnels.— Ni syphilis, ni alcoolisme, ni intoxication paludéenne. Goutte à accès peu longs, mais fréquents, depuis de nombreuses années. Cette dernière maladie débuta par de la tarsalgie, des douleurs péri-malléolaires avec chaleur et rougeur. Ce fut M. Bouchut qui lui donna ses soins à Paris et qui porta le diagnostic de goutte. Depuis cette époque, M. F... a ressenti quelques accès aux mains.

Il y a deux ou trois ans, il éprouva des troubles variés, tels que lumbago, palpitations sans lésion cardiaque, des étouffements, constriction de la poitrine. Ces phénomènes ont disparu à peu près il y a quelques mois.

Diabétique depuis plusieurs années, il n'a jamais uriné plus de 5 gr. 40 de sucre par litre. La soif, la polyurie ont toujours été modérées ; peu d'amaigrissement des masses musculaires.

Antérieurement à ces souffrances, M. F... avait ressenti dans les deux jambes des fourmillements, de la dermalgie, sans qu'alors il eût éprouvé la moindre difficulté à marcher, le moindre affaiblissement musculaire.

Depuis trois mois, ces douleurs aiguës, persistent dans

les deux membres inférieurs ; elles n'empêchent pas la marche, qui néamoins ne peut s'effectuer sans l'aide de deux cannes, mais elles semblent avoir perdu leur caractère originel de douleur sciatique.

La pression des masses musculaires de la cuisse est douloureuse ; mais les souffrances sont plus intolérables maintenant au niveau de la partie antérieure et moyenne des deux cuisses. Le point douloureux situé au niveau de l'émergence du sciatique est toujours très prononcé à la cuisse gauche. Il n'y a aucune diminution de la sensibilité cutanée, aucune anesthésie ou perversion de la sensibilité, mais plutôt de l'hyperesthésie.

La pression de la colonne vertébrale provoque de la douleur, au niveau de la région lombaire et de la partie inférieure de la région dorsale.

Etat à l'arrivée à Vichy. — Pas de polydipsie ni de polyurie ; un peu de difficulté dans la miction, tenant à l'âge de M. F...

Appétit bon, sans être extraordinaire ; digestion facile pas d'amaigrissement ; beaucoup de faiblesse dans les membres inférieurs, tenant à ses douleurs. Il marche à l'aide de deux cannes ; toutefois pas d'incoordination motrice, aucun trouble dans la vue. Quand il s'assied sensation de poignard au niveau des masses musculaires des fesses. Il ne peut rester longtemps dans cette position, car il souffre trop.

A la pression au niveau des points d'émergence des sciatiques, sensation de vives souffrances, plus prononcée à gauche qu'à droite ; même phénomène au niveau de la partie postérieure et moyenne des cuisses.

Au creux poplité et vers l'extrémité supérieure du péroné, points douloureux très nets, surtout à gauche.

Dans les jambes et le cou-de-pied, douleur en masse.

Au niveau de la partie antérieure de cuisses, on trouve deux larges plaques d'hyperesthésie, de la dimension de la main.

En comprimant les apophyses épineuses des vertèbres, on détermine de la souffrance au niveau des trois ou quatre dernières dorsales et de toutes les vertèbres lombaires.

Ces douleurs sont continuelles, mais elles présentent des exacerbations instables le matin, l'après-midi et le soir au coucher.

Pour arrêter ces accès, le malade se fait trois injections de morphine, l'une au lever, la seconde au milieu de la journée, la troisième en se mettant au lit. Quelques minutes après il est calme.

Pas de fièvre ni au moment, ni dans l'intervalle des crises.

Sucre en faible quantité dans l'urine ; pas d'albumine.

Cœur, poumons, foie normaux.

Traitement. — Régime antidiabétique. Eau de l'Hôpital le matin à dose modérée, bain de vapeur chaque après-midi.

Cinq jours après, les douleurs persistent dans leur acuité ordinaire ; nous modifions la cure de la façon suivante :

Eau de l'Hôpital le matin, eau du Parc le soir. Douche de vapeur au lever, douche minérale à 40° dans l'après-midi.

1er septembre. — . — La rachialgie est complètement dissipée ; les douleurs sciatiques sont un peu amoindries pendant le jour ; aussi M. F.. se contente de deux injections de morphine. Depuis hier, accès de goutte aux doigts médius et auriculaire de la main gauche.

10 septembre. — Les douleurs crurales ont très notablement diminué, il marche avec une seule canne, et même il pourrait s'en dispenser. Au niveau du point d'émergence du sciatique, la pression ne détermine qu'une très faible souffrance. Les points douloureux du jarret et de l'extrémité supérieure du péroné sont dissipés. Plus de pesanteur dans les jambes ni dans les cous-de-pied.

Il se donne encore deux injections de morphine par jour, mais celle du matin est insignifiante.

Des phénomènes de congestion céphalique s'étant produits, je supprime les douches de vapeur.

Il part le 14 septembre.

De retour à Meung, M. F... était redevenu gai ; l'amélioration qu'il avait éprouvé aux Eaux lui avait inspiré de la confiance. Peu à peu, ses douleurs se calmaient sans qu'il eùt besoin de suivre un traitement spécial. Il se promenait toute la journée, se contentant d'une canne pour mieux assurer ses pas ; les injections de morphine avaient été supprimées.

Il en était là lorsque, le 28 octobre, il mourut subitement en jouant au billard.

L'autopsie n'a pas été faite. (1)

----

(1) Article paru dans la *Revue de Médecine* (1884).

CHAPITRE IX

L'HÉMOPHILIE

EST-ELLE UNE CONTRE-INDICATION AU TRAITEMENT
PAR LES EAUX DE VICHY ?

Le titre même de notre sujet peut donner lieu à des divergences d'interprétations regrettables ; nous allons l'expliquer en lui consacrant quelques lignes de développement. Il n'est pas dans notre intention d'étudier l'hémophilie essentielle, variété rare, aujourd'hui qu'on connaît mieux les maladies générales pouvant influer sur la circulation capillaire de l'économie.

Prétendre que l'hémophilie n'est jamais idiopathique, ce serait aller trop loin assurément ; mais il est hors de doute que le plus souvent les hémorrhagies spontanées, abondantes et répétées qui ont lieu par les fosses nasales, les gencives, l'estomac, les bronches, frappant tous les âges, toutes les conditions sociales, que celles provoquées par un traumatisme léger, une blessure de peu d'importance, sont sous la dépendance d'un état diathésique ou d'une maladie chronique. La première variété est complètement en dehors de notre sujet ; la seconde, au contraire, se rencontre chaque jour sous nos pas, étant généralement produite par le diabète, les scléroses du foie, la gastrique chronique ou les lésions du système urinaire. C'est donc de cette dernière variété que nous nous proposons de parler.

S'appuyant sur des expériences anciennes de M. Chevreul, M. Mialhe a soutenu à maintes reprises que les alcalins étaient des agents puissants d'oxydation, qu'ils augmentaient l'urée et activaient la circulation, qu'ils dissolvaient les principaux éléments (fibrine, albumine) qui forment la base de la plupart des engorgements. Cette opinion a été admise dans une certaine mesure ; aujourd'hui elle a encore cours dans la science.

Plus clinicien que Mialhe, mais moins physiologiste, Prunelle prétend que les eaux bicarbonatées sodiques ont une action élective sur la portion abdominale du grand sympathique. Ne soupçonnant pas encore l'existence des nerfs vaso-moteurs, il ne pouvait guère expliquer autrement la résolution des engorgements hépatiques, spléniques ou autres qu'il avait observés dans sa pratique. M. Durand-Fardel est plus précis, car il avance que la médication alcaline agit particulièrement sur le système de la veine-porte. En activant la circulation capillaire de l'abdomen, elle fait disparaître ainsi les lésions viscérales chroniques qui se trouvent dans la cavité péritonéale.

A l'état normal, l'utérus participe largement à ce travail congestif général. Voici, en effet, ce qui se passe chez les femmes réglées qui viennent à Vichy suivre un traitement pour une affection chronique quelconque, mais indépendante de la matrice. Généralement elles arrivent peu après la fin de leurs règles pour pouvoir se baigner tout à leur aise. Vers le dixième ou le douzième jour de la cure, parfois avant, elles ressentent de l'agitation, de l'excitation nerveuse, de la céphalalgie, de l'insomnie, qu'elles ne manquent pas d'attribuer à la balnéation ou à l'hydrothérapie, et le lendemain elles sont tout étonnées de voir reparaître leurs règles. Pensant que ce retour n'a rien de sérieux et surtout afin de ne pas perdre un temps précieux, elles continuent la médication interne, parfois aussi la médication externe ; le flux augmente alors et ne cesse que quand on a suspendu tout traitement.

Cette congestion utérine est tout-à-fait bénigne ; ce n'est qu'exceptionnellement qu'elle **prend le caractère d'une métrorrhagie**. Cependant on observe de temps en temps, chez les femmes touchant à l'âge de la ménopause dont l'utérus ne présente ni fibromes ni cancer, un flux hémorrhagique tellement abondant qu'on est obligé de recourir au tamponnement du vagin et d'administrer le seigle ergoté à l'intérieur. Les faits de ce genre se comptent ; quoi qu'il en soit, l'hémorrhagie ne résiste jamais à cette médication.

Chez les jeunes filles de quinze ans non encore réglées, les eaux bicarbonatées sodiques déterminent fréquemment une hypérémie utérine assez marquée pour provoquer d'une façon définitive l'apparition du flux cataménial. Ces exemples sont si communs qu'on ne peut voir là une simple coïncidence. Mais ce qui est encore beaucoup moins rare, c'est de voir, chez des femmes ayant dépassé la cinquantaine, et dont les règles sont supprimées depuis deux ou trois ans, de véritables « pertes » durant cinq ou six jours et s'accompagnant de coliques, douleurs lombaires, etc. Si après leur cessation on examine l'utérus, on est tout surpris de ne trouver ni tumeur ni lésion, soit du col, soit du corps, expliquant l'apparition brusque de cette hémorrhagie.

Sont-ce bien des menstrues à qui on a affaire dans ces cas ? Nous ne le pensons pas, car, une fois la cure alcaline suspendue l'écoulement s'arrête pour ne plus reparaitre dans l'avenir. Quoi qu'il en soit, ces derniers faits, comme les précédents, ne peuvent s'expliquer autrement que par un afflux sanguin considérable dans les sinus utérins, sous l'influence de la médication alcaline ; dans l'un comme dans l'autre cas, on peut, une fois l'hémorrhagie arrêtée, reprendre la cure thermale et la continuer jusqu'à son terme habituel de vingt à vingt-cinq jours.

C'est une perte de temps et rien de plus, Cependant, chez quelques femmes nerveuses ou pléthoriques, les règles apparaissent au début du traitement thermal, s'arrêtent lorsqu'on le suspend, et recommencent dès qu'il est repris. Les exemples de ce genre sont rares.

Lorsque l'utérus est gravide, la congestion dont il est le siège n'est jamais assez forte pour provoquer l'expulsion de l'embryon ou du fœtus. Il est possible que, dans des grossesses datant de quelques semaines, cet accident se produise, bien que jusqu'ici rien ne donne à le supposer ; mais, lorsque la grossesse remonte à plusieurs mois, l'avortement n'est pas à craindre. MM. Willemin et Nicolas se sont prononcés catégoriquement sur ce point. A différentes reprises j'ai pu moi même faire suivre à des femmes enceintes un traitement thermal assez étendu, sans être témoin du plus léger accident. Il est donc à supposer que l'action de l'eau de Vichy s'exerce seulement sur les sinus qu'elle hyperémie, mais qu'elle n'excite pas la contraction des fibres musculaires de l'utérus.

Cette action est tout aussi énergique sur la circulation veineuse de la partie inférieure du gros intestin. Chez les malades qui suivent un traitement thermal, il n'est pas besoin qu'il y ait prédisposition évidente, soit par une vie sédentaire, soit par une sclérose du foie, soit par une obésité marquée, pour qu'une tumeur hémorrhoïdale se forme. Cependant, lorsqu'il y a déjà une stase sanguine habituelle dans le rectum, les hémorrhoïdes se constituent beaucoup plus rapidement.

C'est vers la fin de la première moitié de la cure, quelquefois aussi dans les derniers jours, qu'on observe les premiers symptômes de ce genre de tumeur. Les malades se plaignent de démangeaisons, de cuisson à l'anus, de constipation, de malaise général, de chaleur à la peau. Lorsqu'ils vont à la selle, ils éprouvent de la pesanteur au fondement, de la gêne, et, après quelques jours de souffrances, une petite grosseur apparaît à la marge de l'anus. Sous l'influence des efforts de défécation, elle augmente peu à peu de volume, donne d'abord lieu à un suintement sanguin presque inappréciable; mais bientôt il se produit à la surface de véritables hémorrhagies.

Dans d'autres cas les hémorrhoïdes sont disparues depuis

plusieurs années, les malades en ont oublié les malaises et les douleurs, et tout d'un coup, après quelques jours de cure à Vichy, elles reviennent avec leurs caractères primitifs d'inquiétude et de flux. Parfois même l'écoulement sanguin qui se produit alors est plus accentué qu'autrefois.

Chez les gens porteurs d'hémorrhoïdes fluentes à périodes fixes, il est rare qu'après quelques jours de traitement alcalin il ne se déclare pas un écoulement sanguin d'une certaine importance. Comme pour l'utérus, le flux habituel est ordinairement avancé, rarement il est retardé, toujours il est plus abondant et plus long qu'avant la cure.

Dans les trois cas que nous venons d'examiner, si, une fois l'hémorrhoïde constituée, on continue l'emploi de nos eaux, la fluxion augmente en même temps que la tumeur grossit, devient chaude, douloureuse. La marche est alors pénible, il y a de la fièvre, de la céphalalgie. Il se produit des coliques, de la transpiration. Pendant plusieurs jours le malade voit du sang dans ses selles et aussi en dehors des épreuves de la défécation. L'écoulement acquiert alors une assez grande abondance. Rarement cependant on est obligé d'intervenir énergiquement soit par des bains de siège, soit par des applications d'eau froide ; la suspension du traitement pendant deux ou trois jours suffit ordinairement pour arrêter l'hémorrhagie. On peut ensuite reprendre la médication alcaline, qui se termine alors sans incident nouveau.

Il m'est arrivé plusieurs fois d'observer, chez des malades atteints de cirrhose du foie, la continuation du flux hémorrhoïdaire pendant toute la durée de la médication thermale : mais je me hâte de dire que les exemples de ce genre sont tout à fait exceptionnels.

Hémorrhagies nasale et gingivale. — L'épistaxis essentielle n'a rien de commun avec le sujet qui nous occupe. Il en est de même des hémorrhagies nasales secondaires occasionnées par des fièvres graves, la dothiénenthérie par exemple. Mais il arrive parfois que, dans les scléroses du rein et surtout du foie, il survient des épistaxis qui, sans constituer un symptôme prépondérant, ne doivent cependant pas être considérées comme un accident ou un épiphénomène sans valeur. Fréquemment alors l'écoulement se borne à quelques gouttes de sang le matin au réveil, lorsque le malade se mouche, et dans la journée lorsqu'il éternue. D'autres fois aussi on a affaire à de véritables hémorrhagies par l'abondance du sang répandu, par l'affaiblissement général et l'anémie qu'elles entraînent à leur suite. Dans les cirrhoses du foie, on les observe à toutes les périodes de la maladie, mais surtout au début. C'est même un auxiliaire puissant lorsque le diagnostic est hésitant. Apparaissant d'une façon brusque, elles persistent plusieurs jours, des semaines même, s'arrêtent ensuite pendant quelques mois pour reparaître, sans qu'on puisse invoquer une cause extérieure quelconque. Chez certains malades, il ne se passe pas de semaines sans qu'une épitaxis importante, sérieuse, ne vienne aggraver leur état.

Si, dans le scorbut, l'hémorrhagie gingivale est un symptôme constant, dans les cirrhoses du foie (surtout dans la forme hypertrophique) elle est une complication pas très rare. Moins commune dans le diabète, comme aussi moins abondante, elle mérite cependant d'être mentionnée parce qu'elle donne souvent lieu à des méprises. Parfois, en effet, les crachements de sang sont pris pour des hémoptysies, mais il suffit alors d'examiner l'état des dents et des gencives d'ausculter la poitrine, pour éviter toute erreur.

Lorsqu'un cirrhotique est sujet à des épistaxis ou à des hémorrhagies gingivales abondantes et répétées, le traitement alcalin est-il formellement contre-indiqué ?

Dans les scléroses du foie qui débutent, Vichy arrête souvent la marche du processus morbide ; lorsque l'affection est arrivée à sa période d'état, nos eaux reculent la terminaison fatale, retardent la cachexie. C'est un fait très habituel. Certains prétendent même que, si le sujet n'est pas encore arrivé à une période très avancée, la guérison peut se produire. Bien que cette assertion mérite d'être confirmée par de nouveaux faits et qu'il y ait tout lieu de croire qu'on a pris un temps d'arrêt, une rémission, pour une guérison complète, il n'en est pas moins avéré que Vichy améliore notablement la situation des malades atteints de cirrhose hépatique même avancée. Dans ces cas, les épistaxis, les hémorrhagies gingivales, ne constituent pas une contre-indication formelle au traitement par les alcalins. Intimement liées à un état dyscrasique du sang et à une gêne dans la circulation générale, ces hémorrhagies cessent assez vite, pour peu que l'affection chronique dont elles dépendent soit elle-même modifiée avantageusement.

Dans les cas habituels, après la première semaine de la cure alcaline, les écoulements sanguins diminuent d'abondance et de fréquence ; en même temps les forces reviennent, l'affaiblissement ne fait plus de progrès. A la fin du traitement, les hémorrhagies nasale ou gingivale sont complètement arrêtées. Dans les cas les moins favorables, ces écoulements sanguins suivent leur cours ordinaire ; ils n'augmentent ni ne diminuent d'intensité sous l'influence des alcalins. Aussi, le tamponnement des fosses nasales pour des épistaxis rebelles est-il rare à Vichy. Une seule fois, j'ai dû intervenir activement pour arrêter une hémorrhagie gingivale qui se produisait deux ou trois fois par jour au niveau de la canine inférieure droite : des applications locales de perchlorure de fer et l'administration du seigle ergoté à l'intérieur furent nécessaires pour l'arrêter. Mais jamais je n'ai dû suspendre le traitement alcalin, à cause de l'abondance de l'écoulement, et dans tous les cas que j'ai traités, la cure a été aussi complète que possible.

Hémoptysie. — La dyspepsie est souvent un signe précurseur de la tuberculose pulmonaire ; bien avant que le premier crachement de sang se déclare, on observe chez les malades des troubles gastriques persistants. On a même prétendu que c'était l'opiniâtreté de ces désordres fonctionnels qui était la cause prochaine de la tuberculose. Nous ne nous arrêterons pas à discuter les diverses opinions émises sur cette question de pathogénie.

A Vichy, il nous arrive à chaque instant d'observer des dyspeptiques jeunes, amaigris, affaiblis, en voie de tuberculisation, qui nous sont adressés pour suivre un traitement thermal. Dans ces cas, la médication alcaline est généralement bien supportée ; à vrai dire, on se contente de prescrire de faibles doses d'eau minérale en boisson ; mais on n'est avare ni de bains ni de douches, et cependant, jamais on ne voit se produire de crachements de sang. Malgré cela, l'état de ces dyspeptiques ne s'améliore pas : ils sont comme par le passé inappétents, ils digèrent mal, ont des flatuosités nombreuses, et à bref délai, la tuberculose apparaît avec son cortège symptomatique classique. Lorsque la phthisie est confirmée, tout traitement alcalin doit être supprimé ; on traitera la dyspepsie par le procédé de Debove.

En est-il de même de la phthisie diabétique ? Les eaux de Vichy sont-elles contre-indiquées dans ce cas ?

C'est dans cette complication du diabète qu'on observe à Vichy la plupart des hémoptysies. Bien que la tuberculose revête dans cette maladie le plus souvent le caractère torpide, il n'est pas rare cependant de voir des phthisies éréthiques donner lieu, à différentes reprises, à des crachements de sang abondants. C'est à ce titre que nous allons parler du traitement alcalin de la phthisie diabétique.

Chez les glycosuriques de 15 à 20 ans, la tuberculose suit une marche rapide. Très vite les malades se cachectisent, et au bout de peu d'années ils succombent, quoi qu'on fasse pour enrayer la marche de l'affection primitive. Dans ces cas, Vichy est au moins inutile, car les quantités énormes de sucre que ces malades éliminent chaque jour ne diminuent pas sensiblement sous l'influence du régime et de la médication thermale. Quant aux forces, elle ne reviennent pas, et l'amaigrissement augmente plutôt qu'il ne décroît ; en ce qui concerne la tuberculose pulmonaire, elle reste stationnaire lorsqu'elle ne s'aggrave pas.

L'âge mûr, la vieillesse même ne sont pas exempts de la phthisie diabétique. Toutefois, c'est de 45 à 50 ans qu'on l'observe le plus communément. Cette déchéance physiologique, dit Bouchardat, est le privilège presque exclusif des gens qui ont négligé de se soigner, qui n'ont vu dans la glycosurie qu'un phénomène insignifiant dont il n'y avait pas à tenir compte, ou qui ont ignoré leur diabète parce qu'il déterminait peu de troubles inquiétants et palpables.

Suivant Richardson, la phthisie pulmonaire du diabétique serait remarquable par deux caractères : sa marche rapide, l'absence de sueurs à la suite des accès de fièvre intermittente symptomatique. La dernière proposition est curieuse, dit M. Brouardel ; quant à la première, elle est trop absolue. Beaucoup de diabétiques ont au contraire des phthisies très lentes, marchant par poussées et s'arrêtant quand la maladie s'amende. Cette marche rapide mentionnée par Richardson est admise par Wilks et Davy. Dans sa thèse inaugurale, M. Coste l'accepte également, et, au point de vue de l'évolution, il compare ce processus à celui de la tuberculose aiguë. En voulant trop généraliser, ces auteurs ont établi une confusion regrettable dans la marche de la tuberculose chez le diabétique. Il est certain qu'à l'époque de la puberté, la phthisie évolue vite ; mais à l'âge mûr et dans la vieillesse elle franchit toutes ses périodes avec une grande lenteur. A ce moment de la vie, on voit même bon nombre de tuberculeux ne jamais devenir phthisiques. En effet, à l'autopsie des diabétiques qui succombent d'une affection intercurrente, on est frappé de la fréquence du tubercule dans les poumons. A maintes reprises, il m'a été donné de constater sur le cadavre des quantités énormes de ces néoplasmes, tantôt isolés, tantôt en masse, les uns à la période de crudité, les autres en voie de ramollissement, sans que pendant la vie on ait pu soupçonner leur présence, soit par l'auscultation, soit par les symptômes accusés par les malades.

En somme, la phthisie diabétique chronique présente, comme la phthisie chez les arthritiques, trois caractères principaux : la grande lenteur dans la marche et l'évolution des symptômes, et l'absence de rapport entre l'état local du poumon et l'état général du sujet.

M. Durand-Fardel prétend que, s'il y a la moindre prédisposition à la phthisie, les eaux de Vichy sont formellement contre-indiquées dans le diabète. C'est donc, dit-il, avec la plus grande réserve qu'il faut recommander le séjour de nos thermes aux jeunes sujets. C'est assurément pousser trop loin la prudence. Il est certain, en effet, que dans presque toutes les autopsies de glycosuriques succombant d'une affection intercurrente on trouve des tubercules dans les poumons ; c'est dire que presque tous les diabétiques sont plus ou moins tuberculeux. Or, priver les malades de cette catégorie du bénéfice des eaux de Vichy, c'est exclure la plus grande partie des diabétiques, c'est en outre aller contre le but où l'on tend, car, en n'arrêtant pas les déperditions sucrées quotidiennes, on favorise l'invasion de la phthisie.

Doit-on continuer la médication alcaline lorsque la phthisie est confirmée ?

A la première période, il ne saurait y avoir de doute, les hémoptysies qui se montrent de préférence à ce moment ne sauraient l'empêcher, à moins qu'elles ne soient trop abondantes ou trop fréquentes et qu'elles ne s'accompagnent de fièvre et d'abattement. Mais, lorsque la congestion pulmonaire est peu active, la cure thermale n'est pas contre-indiquée. Pendant l'hémorrhagie, il est sage toutefois de suspendre les bains et les douches ; si malgré cela, l'écoulement sanguin augmente ou persiste, quelques centigrammes de poudre de digitale suffisent pour l'arrêter définitivement. Il n'y a que dans les cas exceptionnellement graves que tout traitement minéral doit être sévèrement proscrit, mais les faits de ce genre sont rares. Pour mon propre compte, je n'en ai encore vu qu'un seul exemple.

Dans la deuxième période de la phthisie diabétique, le traitement alcalin n'est pas contre-indiqué, mais il doit être modéré. Cependant, lorsqu'il y a une fièvre intense, de la bronchite généralisée, ou tout autre affection pulmonaire aiguë, il faut s'abstenir absolument de toute médication thermale. Il n'y a que les malades exempts de ces complications qui soient susceptibles d'être améliorés, mais déjà le médecin a beaucoup moins de chance de voir les lésions rétrocéder. La glycosurie diminue, il est vrai ; l'appétit, les forces reprennent un peu ; mais, contrairement à ce qui se passe dans la première période, la tuberculose ne tarde pas à reprendre sa marche envahissante.

A la troisième période, lorsqu'il y a des cavernes, que la cachexie est imminente, il est peut-être préférable de s'abstenir de tout traitement thermal et même de toute thérapeutique active. Cependant, M. Sénac prétend que le traitement par les eaux de Vichy ne paraît avoir aucune influence funeste sur la marche de la tuberculose, que même le traitement parvient à diminuer la quantité de sucre éliminé par les urines, et que parfois la tuberculose est enrayée. Il voit chaque année des diabétiques tuberculeux, qui ont des cavernes dans les poumons depuis fort longtemps, qui de temps à autre ont des crachements de sang, et qui cependant tirent au moins momentanément de leur séjour à Vichy un grand bénéfice. M. Durand-Fardel ne partage pas cet avis.

Dans les deux dernières périodes de la phthisie diabétique, les hémoptysies, sans être aussi fréquentes ni aussi abondantes que dans la première, ont parfois une certaine importance et influent ainsi notablement sur la santé générale du sujet, d'autant plus qu'on a ordinairement affaire à des gens affaiblis et très émaciés. Néanmoins, lorsque les autres symptômes le permettent, l'hémoptysie par elle-même ne contre-indique pas formellement l'emploi des eaux de Vichy. On peut échouer, on échoue même assez souvent, mais jamais on n'aggrave la situation du malade. Presque toujours les éliminations sucrées diminuent, l'amaigrissement cesse de faire des progrès et les forces reprennent.

GASTRORRHAGIES. — C'est dans l'ulcère simple et le cancer de l'estomac qu'on observe le plus habituellement ce grave accident.

Dans la première affection, les hématémèses sont fré-

quentes et abondantes. Elles finissent à la longue par
engendrer un état d'anémie très prononcé, que l'inappé ·
tence maintient et que les vomissements alimentaires augmentent, par défaut de nutrition suffisante. Dans ces cas
nombreux, l'eau de Vichy non seulement n'est pas contre-
indiquée, mais encore elle doit être formellement conseillée.
Sous son influence, les vomissements alimentaires s'arrêtent, les douleurs épigastriques se calment, le malade
recouvre son appétit et digère à la longue certains aliments
solides. Quant aux hématémèses, elles disparaissent ou
tout au moins elles sont plus faibles. Cette amélioration
persiste au retour ; ce n'est donc pas un simple badigeon-
nage de la cavité stomacale.

Depuis plusieurs années, on lave l'estomac des gens
atteints d'ulcère au moyen du simple tube Faucher ; c'est
dire qu'on ne redoute guère les hémorrhagies par déchirure
de cicatrices. C'est de la témérité que rien ne saurait justi-
fier. En effet, lorsqu'un malade est sujet à des hématémèses
habituelles, on doit se contenter de la thérapeutique usuelle,
de crainte de provoquer de nouvelles hématémèses dont les
conséquences peuvent être graves. Mais si la marche de
l'ulcère est progressivement envahissante, si les douleurs
épigastriques sont intolérables, si les vomissements alimentaires et muqueux sont incessants, si l'anémie et l'affaiblissement sont considérables, si l'amaigrissement est extrême,
si enfin contre cet état tout traitement a échoué, il ne faut
pas hésiter à recourir au lavage.

A Vichy, au lieu d'eau froide, nous employons de l'eau
minérale tiède, celle de l'Hôpital par exemple. On vide lentement le liquide par l'entonnoir, on donne peu de pression ;
afin d'insensibiliser l'arrière-gorge et d'éviter ainsi les nausées, on administre préalablement du bromure de potassium
à l'intérieur. Malgré ces précautions, on n'est pas toujours à
l'abri des hématémèses. Néanmoins, dans les cas graves, on
réussit assez bien par ce procédé à enrayer la marche
extensive de l'ulcération.

Les vomissements noirâtres, couleur de marc de café, du

cancer, ne contre-indiquent pas absolument le traitement de Vichy. Nos eaux sont sans influence bien nette sur ce symptôme. Les premiers jours de la cure thermale, les malades ont un peu plus d'appétit ; ils digèrent plus aisément, ils reprennent même un peu de force et de courage. Cette légère amélioration est-elle bien due à la médication thermale ? Nous ne le pensons pas. Le changement de climat et d'habitudes suffisent amplement pour expliquer ce temps d'arrêt dans la marche de la maladie. En effet, dès le commencement de la seconde semaine de la cure, l'inappétence revient, la digestion est lente, pénible, et au moment du départ l'état général est le même qu'à l'arrivée.

Dans le cancer de l'estomac, le lavage est aussi salutaire que dans l'ulcère simple ; de plus, il est moins dangereux. Car il n'expose pas à des hémorrhagies mortelles par déchirure de cicatrices ou par lésion d'une artère volumineuse. S'il n'arrête pas la marche envahissante de la néoplasie, il permet au malade tout au moins de manger et de digérer passablement jusqu'à son dernier moment.

De toutes les affections de l'estomac que l'on soigne à Vichy, c'est dans l'ulcère simple et dans le cancer de ce viscère que le traitement doit être le plus modéré et le mieux surveillé. En prescrivant de fortes doses d'eau minérale en boisson, on surcharge l'estomac et on provoque des vomissements. En conseillant la balnéation et une cure longue, on affaiblit le malade. A tous égards, il est donc préférable de se contenter de petites quantités d'eau minérale à l'intérieur, de s'abstenir de bains et de prescrire l'hydrothérapie au moins dans les cas d'ulcère gastrique.

HÉMATURIES. — C'est un symptôme fréquent des maladies des voies urinaires. A Vichy, on l'observe dans trois affections principales : 1° la pyélo-néphrite calculeuse ; 2° la néphrite albumineuse ; 3° la cystite.

De tous les types d'hémophilie, c'est dans l'hématurie que le maniement des eaux est le plus délicat. Il arrive, en effet, chez des sujets n'ayant jamais uriné de sang et se rendant à nos thermes pour une affection indépendante des voies urinaires, que, sous l'influence de certaines sources, celles des Célestins en particulier, une ou même plusieurs hématuries se déclarent tout d'un coup. Ces eaux ont la triste propriété de congestionner outre mesure la muqueuse des voies urinaires, surtout quand on les administre à dose élevée et pendant un laps de temps prolongé. Aussi, doivent-elles être sévèrement proscrites chaque fois que cette muqueuse est ulcérée ou notablement altérée dans sa texture. Les autres sources du bassin de Vichy n'offrent pas le même inconvénient ; c'est donc à elles qu'on devra recourir, toutes les fois qu'on aura à redouter une hématurie, ou un accident de ce genre à combattre.

La pyélo-néphrite suppurée est souvent une complication de la gravelle, des calculs du rein. A l'état aigu, elle n'est pas justifiable des eaux de Vichy. A l'état chronique, elle mérite une mention spéciale. Trois symptômes principaux doivent attirer l'attention : les douleurs de la région lombaire et des flancs, la présence du pus dans l'urine, les hématuries.

Sous l'influence du traitement alcalin, ces accidents s'amendent généralement ; les douleurs cèdent assez rapidement ; en peu de jours les urines s'éclaircissent, le pus diminue de quantité. Quant aux hématuries, si elles finissent aussi par cesser, une cure prolongée est nécessaire pour arriver à ce résultat. Les exemples de ce genre d'hémorrhagies ne sont pas rares à Vichy. Doit-on pour cela discontinuer l'emploi de nos eaux ? Ce serait pêcher par excès de prudence. On se contentera donc de les suspendre durant quelques jours, pour les reprendre ensuite, car ces sortes d'hémorrhagies ne sont presque jamais assez abondantes pour débiliter le malade.

La médication alcaline est absolument contre-indiquée dans la néphrite albumineuse aiguë. Lorsqu'au contraire elle est passée à l'état chronique, elle est de toute nécessité. Grâce à elle, le lumbago s'atténue, l'albumine diminue de quantité dans la plupart des cas, mais elle ne tarde pas à recouvrer ses proportions primitives.

Les hématuries, sans être habituelles dans cette affection, ne sont pas exceptionnelles. Doivent-elles empêcher la continuation de la cure ? Il n'en est rien ; on ne devra tenir sérieusement compte de cette complication que s'il y a amaigrissement, affaiblissement extrême, s'il y a anasarque, s'il y a cachexie, en un mot.

Les gens atteints de cystite chronique essentielle ou symptomatique formaient jadis la majeure partie de la clientèle étrangère de Vichy. Aujourd'hui, ils semblent nous délaisser pour d'autres stations ; néanmoins, leur chiffre est encore assez élevé. Les symptômes douloureux, envies fréquentes d'uriner, coliques, cèdent presque toujours à l'emploi méthodique des bains prolongés. Quant aux dépôts muqueux, purulents et sanguins qui accompagnent chaque miction, ils s'amendent plus lentement et résistent même quelquefois.

Dans toutes les autres variétés d'hématurie, quels que soient leur siège, leur nature, pourvu, toutefois, qu'elles ne se développent pas dans le cours d'une maladie aiguë ou organique, les eaux de Vichy les combattent efficacement. Toutefois, afin d'éviter une congestion trop active des voies urinaires, on devra se contenter de prescrire des doses moyennes ou même faibles d'eau minérale ; on préfèrera les bains aux douches.

Conclusions. — En résumé, dans toutes les maladies chroniques où les eaux de Vichy doivent être prescrites, les hémorrhagies qui se montrent à quelques-unes de leurs périodes ne constituent pas une contre-indication formelle au traitement hydro-minéral. Les eaux alcalines doivent même être conseillées pour combattre certaines hémorrhagies tenant à une lésion anatomique des voies digestives et

urinaires. Il n'y a contre-indication absolue que si ces hémorrhagies sont provoquées ou accompagnées par un état
aigu grave, ou si elles se produisent au milieu d'un état
cachectique avancé. (1)

(1) Article paru dans la *Gazette Médicale 1884*.

VICHY. — IMP. BOUGAREL, RUE SORNIN.

9 782329 570761